JN275651

女の子のための愛と性の生命倫理

はじめに

生命倫理という言葉を、最近よく見かけませんか？　これまでは科学者、医師、看護師など、職業として生命と対峙する人々に深く関わる言葉でした。

しかし、インフォームドコンセントをはじめ、安楽死、脳死、生体移植、クローン、遺伝子組み換え、人工授精、体外受精、代理出産、ＥＳ細胞、ｉＰＳ細胞等々、新聞やテレビで毎日のように取り上げられるトピックは、ごく一般の人々の身近に迫ってきています。

この本では、女性の身体を通して、医師と哲学者の共同作業によって、生命倫理とはなにかを、じっくりと解き明かして行きます。

女性である産婦人科医、井上真理子氏と、男性である哲学者、湯浅慎一氏との出会いから、男女の性差に始まり、医学、倫理、道徳、哲学、宗教、法律学を包括しながら、論じています。

女性は様々な場面で生命倫理の問題に直面します。子宮頸癌などの女性特有の癌で若い命を失うことのないよう、まず、自分自身の体を詳しく知ることは大切なことです。そもそも妊娠出産には最近の医学でも不可避のリスクが多々存在します。本書は、若い女性のために書かれていますが、生命倫理について議論する基礎として、広く老若男女にも一読を願うものです。

平成十九年十月吉日

羽田登洋

——目次——

第3章　生命とその開始……153

第三部　愛と性の生命倫理・対話編

あとがき　井上真理子
湯浅慎一

第一部　愛と性の医学

第1章　貴方自身を知るために

これだけは知っておきたい性に関する知識

あなたは産婦人科に行ったことがありますか？

産婦人科なんて結婚してから子どもができてはじめて行くところ、なんて思っていませんか？　あるいは避妊に失敗したり性病にかかったりしたらやむを得ず行くところという認識でしょうか？　では逆に性に関する知識をあなたは十分に持っていますか？　自分の性器の形や色に悩みを持ったことはありませんか？　乳頭がピンクでないとか陰唇が大き過ぎるとか、世間のオジサンたちの偏見に惑わされていませんか？

女性の性は何のためにあるのでしょうか？　男たちを悦ばせるため？　今でも女性の外性器を幼児期に切除している国があるそうですし、中世ヨーロッパでは若い女性が自分の身体を見ることを禁じていたそうです。このような女性の性が男のためだけにあるなどという考えは断じて許せません！　女性は男性に守ってもらうべき弱い者？　避妊が不完全であった時代は女性の方が弱かったことは否めません。もちろん今でも女性がか弱くあってほしいと思う男性は少なからずいるでしょうが、その要求に女性が応じる必要は必ずしもありませんよね？

性に関して一番重要なことは何でしょうか？　それは**性の機能が正しく働く**ことであり、前述のような性器の色や形であるはずはありません。

それでは、自分の女性としての性の機能が正しく働いているかどうかを知るにはどうすればよいでしょうか？　まずは女性特有の身体的な機能について考えてみることにしましょう。

第1節　女性特有の身体的な機能について考える

1　月経（その生理学）

一般に月経とは女性がおよそひと月に1回の頻度で約1週間の性器出血をみることをいいます。月経と聞くと、いやなイメージが先行していませんか？　月経中の痛みやイライラ、果ては月経期間に白い服は着にくい…などなど（次ページ・グラフQ1、Q2）。

でも月経は女性の身体にとって大変重要なことです。なぜなら月経がなければ子どもを持つことができないからです。ですから、あまり悪いイメージを持ち過ぎないで欲しいと思います。今は初経（生まれて初めての月経）年齢がどんどん下がって、小学四年生くらいで来る子もいます。そんなとき、その子の母親が「この娘は早く来て可哀想だ」とか言うと、その子は月経に対して否定的な考えを持ってしまいます。昔は、初経があると少女の家では赤飯が炊かれ、

Q1 月経に対する悩み(重複回答)

生理（月経）に関して、どのような悩みがありますか？

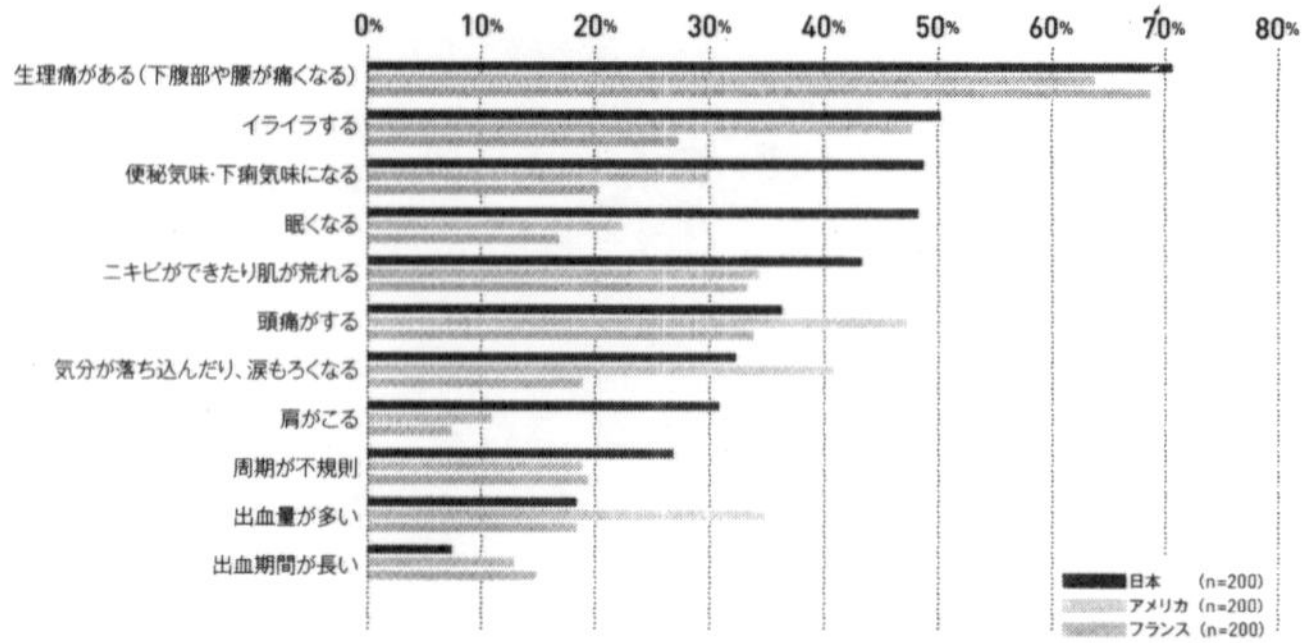

月経に対する悩みとして、各国で6割以上が月経痛を訴えました。その他の悩みも類似傾向がみられました。

Q2 月経が生活に及ぼす影響

Q1で選んだ症状が原因で、生活にどのような影響や支障がありますか？

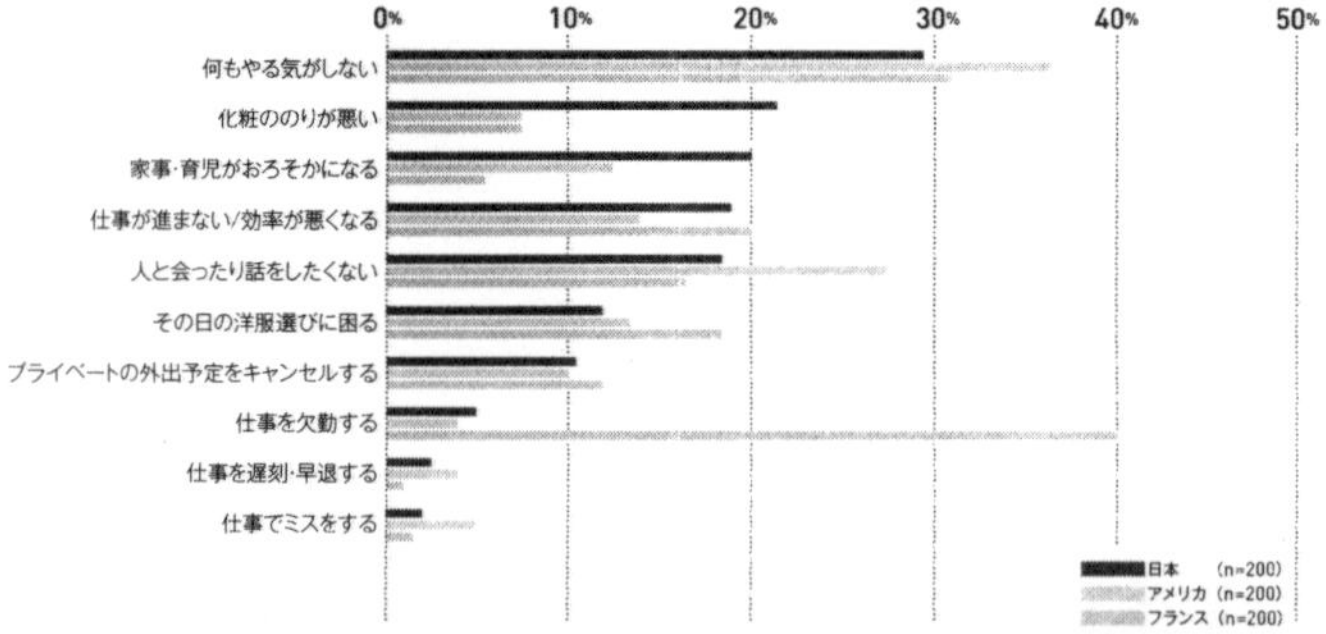

月経が生活に及ぼす影響については、3ヵ国の傾向に差がなく、「仕事の効率が悪くなる」「何もやる気がしない」「人と会ったり話をしたくない」などの訴えが多く見られました。

日本オルガノン株式会社
『20～40代女性の月経の悩みとOC（低容量　経口避妊薬）に関する意識調査～3カ国（日本、アメリカ、フランス）比較より～』

一人前になったことを祝ったそうです。現代であっても初経が喜ばしいことに違いはありません。月経は女性にしかない、ちょっとわずらわしいものだけど、月経があるから男性にはできない子どもを産むという、とても素晴らしいことができるのです！

しかし残念ながら、毎月、月経があっても妊娠可能であるとは限りません。それは毎月、月経があっても排卵しているとは限らないからです。

排卵とは**月に一度、卵巣で作られた卵（卵胞）が放出されること**です。排卵で卵管に放出された卵が精子と結びつき（受精）、これが子宮に着床することで妊娠が成立します。すべての女性には初経からの2～3年と閉経前の数年間、排卵がなくて月経だけがある時期があります。ですから毎月、月経があるからといって妊娠可能な状態とは限らないのです。

この排卵の有無は婦人科で超音波検査を受ければ分かりますが、自分で調べることもできます。それは基礎体温です。これは毎朝、起きる前に婦人体温計で測った体温を表にするだけでいいのです。婦人体温計は薬局に売っています。一般の体温計と違って、目盛りが細かくなっています。例えば普通の体温計では36・5度までしか分かりませんが、婦人体温計では36・53度まで測ることができます。婦人体温計で測った体温を表に1ヶ月位つけてみて体温が低いところ（低温期）と高いところ（高温期）がある場合、基礎体温が二相性になっているといいます。**基礎体温が二相性になっていて、低温期のはじめに月経が見られれば、大体排卵している**

と思ってよいでしょう（表1：正常な基礎体温）。それに対して基礎体温が一相性だと排卵していません（表2：一相性）。でも排卵していても高温期が10日以上ないと妊娠は難しいといわれています（表3：黄体機能不全――詳しくは第2章第2節1-1）。

表1：（二相性）正常な基礎体温

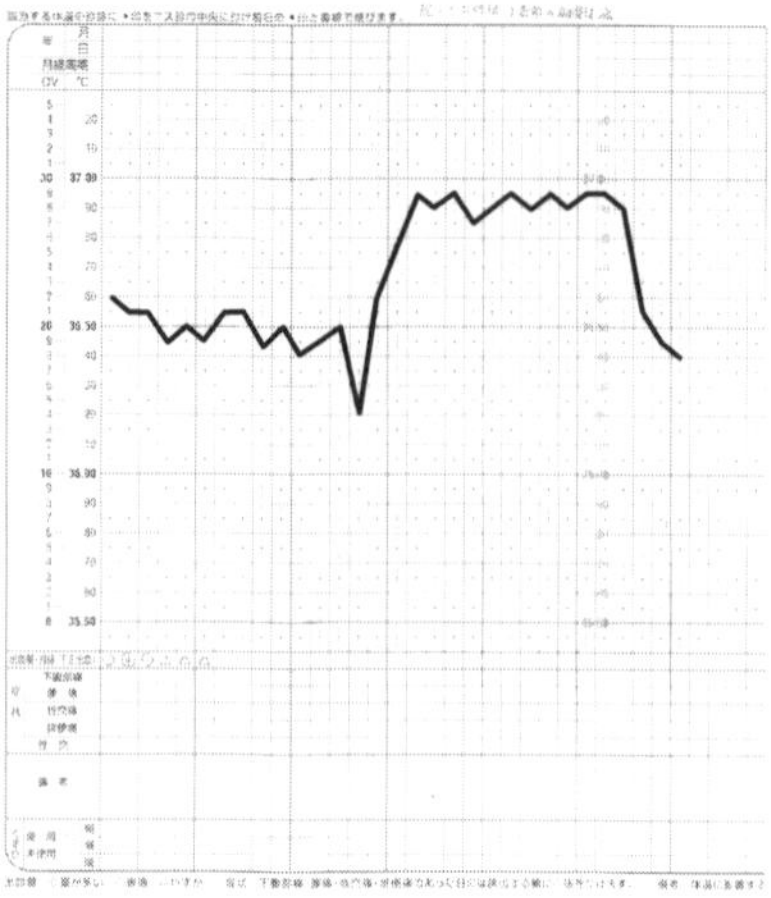

表2：（一相性）

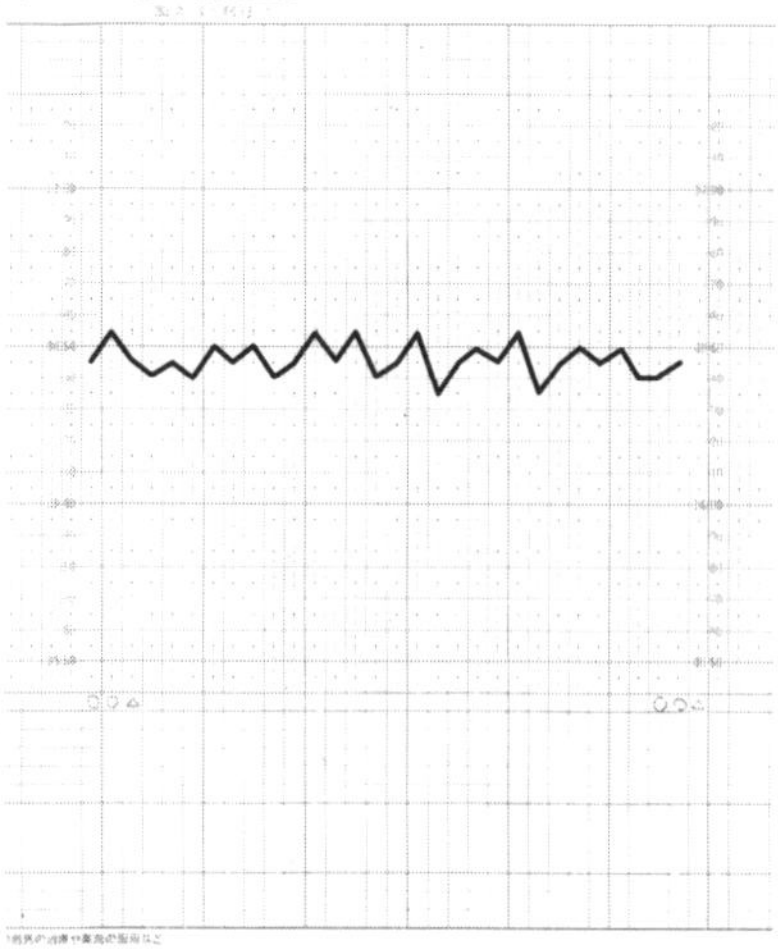

表3：（黄体機能不全）

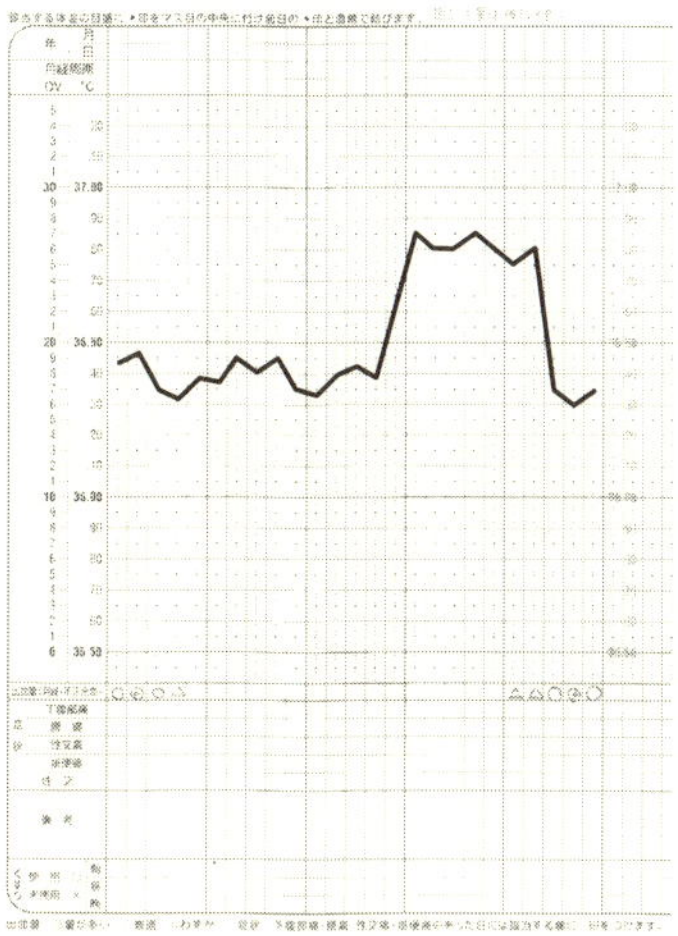

このようにして結婚する前でも、自分がおよそ妊娠可能な身体かどうかを調べることができます。いざとなってからではなく、あらかじめ自分の身体について知っておくことは大事なことではないでしょうか？
また、その表にほかの症状、例えば、頭痛、腹痛、便通、イライラする日などを記入してみると、自分の身体や精神が月経周期といかに関係深いのかがよく分かって興味もわくと思います。巻末に、そのような欄を設けた基礎体温表を作りましたので、活用してみてくださいね。

2　月経の障害

（1）頻発月経と過多月経

頻発月経とは月経周期（月経開始日から次の月経開始日まで）が21日以下の月経をいいます。

一般に**月経周期が25日未満の女性の多くは、排卵していません**。
過多月経とは月経量が多い月経をいいます。具体的には一つのパットが2時間もたなければ多いとみなしてよいでしょう。
これら頻発月経と過多月経は月経の問題で婦人科に来院する人の訴えの中で最多のものです。
原因は子宮筋腫や子宮内膜症、それにホルモン異常が多く、まれに子宮癌である可能性もあります。鑑別診断をするために、**検査**は子宮の癌検診を行い、基礎体温等で排卵の有無を調べ、超音波や血液検査を行います。
治療は血液検査で貧血があればまず鉄剤を投与します。万一、子宮癌が見つかれば手術をしなければいけませんが、ごく初期の癌ならば病変部位の摘出だけで子宮を温存し、将来妊娠が可能な場合もあります（第3節2-2参照）。
子宮筋腫や子宮内膜症はホルモン剤などの西洋薬、または漢方薬を投与します。しかし、子宮筋腫の大きさや子宮内膜症の程度によっては先に手術を行った方がいい場合もあります。もちろん手術では将来、妊娠ができるように病気の部分だけを切除し、子宮や卵巣、卵管をきれいにしておく必要があります（第2章第3節5-1、2参照）。

ホルモン異常の場合はまずホルモン異常をきたす原因となるような疾患がないかを調べます。下垂体腫瘍、甲状腺腫瘍などがあってホルモンのバランスを崩している場合があり、見つかれば先にそちらの治療を行います。これらの治療も手術はまれで、多くはこれらの下垂体のホルモンや甲状腺のホルモンを調節する薬の内服のみで治療可能です。

このような原因疾患が見つからないときは、とりあえずエストロゲンやプロゲステロンといったホルモン剤を使って、月経周期を正しく調節します。すると、自然に頻発月経や過多月経も治ることがほとんどです。

以上のような治療により将来不妊症となるリスクが激減します。逆にこのような状態を放置すると、月経周期がますます乱れ、その結果、**過多月経や頻発月経がさらに悪化し、不妊症のリスクも増大する**という悪循環に陥ることが多いのです。

（2）無月経と過少月経

これらを訴えて婦人科を受診する人は先の頻発月経と過多月経に比べると少ないです。なぜなら、「ラクでいいから」と考える人が多いからではないでしょうか。実際、婦人科を受診しても今妊娠したくなければ治療不要と診断する医師もいます。しかし私個人は将来その人が妊娠を希望する可能性が高いと考えられるならば、検査や治療を積極的に行うべきだと考えています。なぜなら、このような人は将来、不妊症になる可能性が高いので、早期に治療を行っておく方が結婚後に治療を行うより明らかに有利な点が多いからです。すなわち結婚前に治療を行っておくと不妊症にならずにすむということなのです！

やはりここでも大変参考になるのが基礎体温です。つけてみると、過少月経で排卵している人は先の頻発月経や過多月経の人のそれよりずっと少ないことが分かります。とくに無月経は生理がないのですから、低温期が続く限り排卵は望めません。治療はホルモン剤と漢方薬の併用を行っています。まずホルモン剤で月経を規則的に発来するようにします。そのうちに併用していた漢方薬によりホルモン剤が要らなくなる人もいます。

最近は摂食障害による無月経が増えています。これが一番難治性で、体重が戻っても月経は戻らない例がよくあります。また他の原因による無月経に比べて薬があまり効きません。飢餓状態が長く続くと自分の生命を維持するために下垂体が排卵に関係するホルモンを分泌することをやめてしまい、飢餓状態が治ってもなかなか元のようにはホルモンを分泌してくれなくなるようです。つまり、このように**無理なダイエットをして無月経を引き起こすと、将来不妊症になるリスクが大変高い**といえるでしょう。

（3）月経困難と月経前緊張症候群

月経困難とは生理中の痛みのことで、腹痛や腰痛が多いです。また月経前緊張症候群とは生理前の不快な症状、例えば頭痛、イライラ等をいいます。

これらは多くの場合、先の頻発月経と過多月経に伴って起こりますが、正常周期の月経や過少月経に伴う場合もあります。まずは婦人科を受診し、基礎体温と超音波検査によって排卵の有無を調べ、痛みのあった日を体温表につけて、痛みと出血、排卵の関係を調べてみるのがよいでしょう。

治療は鎮痛剤と漢方薬またはホルモン剤の併用です。鎮痛剤は不妊症の原因になると思い込んでいる人がいるようですが、婦人科を定期的に受診して重大な病気がないと分かっていれば1ヶ月に2～3日、数錠の鎮痛剤を使用しても問題はありません。

また**適切な漢方薬の治療により、かなりの月経痛は軽減**します。

それでも無効な場合は、保険適応がないため自費となりますが、ピルの使用でたいていの月経量と月経痛は軽減できます。とくに今は低容量ピルが発売されており副作用も昔より軽減されていますし、妊娠を希望する場合はピルを停止すれば1～2ヶ月で排卵も戻ります。ただしこれは服用前に排卵があったかにも関係しますので、後の妊娠を考えるならあらかじめ基礎体温などで排卵の有無を調べておく方がいいでしょう（ピルについては第2節2-1 a参照）。

（4）月経不順

月経不順には頻発月経と稀発月経が混在する場合や排卵があったりなかったりする場合があります。基礎体温表をつければ、何に問題があるか分かり各々の治療が可能になります。

第2節　いつかは赤ちゃんがほしい…でも今は妊娠したくない人のための理想的セックス・ライフとは？

1　セックスはファッションか

10代の女の子たちの中には、早くセックスすることが格好のいいことで、セックスしないことは格好の悪いことだと思っている人たちが少なからずいるようです。そのような風潮は今に始まったわけではなく以前からありました。高校時代に彼氏がいる同級生が垢抜けているように見え、その最たるところにあたかもセックスが存在しているかのように見えたものです。

日本だけではありません。ハリウッドの「アメリカン・ビューティー」という映画に出てくる高校生の女の子がそうです。彼女はクラスの男の子からは高嶺の花と思われている一方、女の子からは男性経験が豊富と羨ましがられているし、自分もあたかもそのように振る舞ってしまう女の子です。実際はそんな経験が全くないにもかかわらず…。多くの男性と性交渉を持つ、あるいは持ったふりをする若い女性は第二部（第1章第3節2-2d）で指摘されているように、それで男性を支配するのではなく、同性に誇示することを目指しているのでしょうか？？

しかしどんどんエスカレートする10代の女の子たちを大人から見ると、どう見えるでしょうか？　あるいは女の子自身が大人になって振り返って見たときどう見えるでしょうか？　アメリカのTVドラマ「SEX and the CITY」にこんなシーンがありました。42歳、会社重役のキャリアウーマンでありながら、狙った男はすべてそのテクニックでものにする、性に奔放なサマンサが思いを吐露する場面です。彼女が、10代の女の子が集まり性に関するテクニックについて赤裸々に話しているのを聞いて一言放ちます。「私には手をつなぐだけで幸せだった想い出があるわ」。

よく女の子たちは愛し合っているからセックスするのは当然だと言います。けれども、二つの人格はいかに愛し合っても決して一体にはなりません。性的な結びつきは人格的な結びつきの破綻を防ぐには無力なのです（第二部第1章第3節2-1）。

2　産む性と産まない性――避妊と人工妊娠中絶

性の目標は愛であって生殖ではありません（第二部第1章第3節2-2a）。しかし、**性に伴って妊娠の問題は常に頭に置いておかなければなりません**。それは性感染症と共に避けては通れない問題です。さらに性感染症は子宮癌の原因にもなります（本章本節3-4）。

また複数のパートナーがいるときに万一、妊娠した場合、父親が分からなくなってしまう恐れがあります。このことは映画化された「NANA」という少女漫画にも描かれていました。小松奈々が妊娠したとき、タクミの子かノブの子か分かりませんでした。違うパートナーとの性交の間隔が5日以内の場合、どちらの子どもかということを妊娠初期に区別することはかなり難しいです。2週間以上あいていれば、おおよその区別はできますが、確実ではありません（このような理由で日本では離婚後、男性はすぐに再婚できるのに対し、女性はできないのです）。

なぜ妊娠を望まないのに避妊をしない人たちがいるのでしょうか。

彼が不機嫌になるから？ …妊娠するのは女性です。産まない場合は相手（男性）の同意が必要ですが、産むのに彼の同意は要りません。そのことを理解している男性は少ないように思われます。また性感染症はお互いにうつす可能性があります。感染した場合、検査を嫌がるのは概して女性より男性です。今日は大丈夫のはず？ …排卵日が正確に分かる人は滅多にいません。いま書いたようないいかげんな理由で不幸な結果を招いた例はいくらでもあります。

避妊の方法にはいろいろありますが、ここではいずれ妊娠はしたいけれど今は避妊しておきたい、という人のための方法について説明します。

（1）避妊の仕方

避妊の仕方は様々ありますが、自分が絶対妊娠したくないのか、できたら妊娠したくないのかどちらなのかをまず考えてみて下さい。ここで絶対妊娠したくないとは、「万一妊娠したら中絶する」という場合と考えて下さい。

a　ピル（経口用避妊ピル剤・・写真）

絶対妊娠を避けたいという人にはピルが一番です。ピルはホルモン剤でこれを後述するように飲み続けると、飲んでいる間は排卵が起こらなくなります。そのため正常の子宮内妊娠だけでなく子宮外妊娠（異常妊娠で大量出血のために生命の危機に至る場合もある）も避けることができます（この点、避妊リングには子宮外妊娠が起こり得ます）。ピルを手に入れるためには日本では処方箋が必要ですので、まず婦人科に行き必要な検査を受けます。ふつうは内診や触診、超音波検査を行い子宮癌や乳癌あるいは子宮筋腫や卵巣腫瘍がないかを調べます。それから血液検査で肝臓などの機能に異常がないかをチェックします。服用の仕方は低容量ピルであれば月経の開始の2日目くらいから毎日1錠ずつ飲み始めます。時間は毎日だいたい同じ時間帯にします。飲み忘れても24時間以内なら避妊効果に問題はありません。

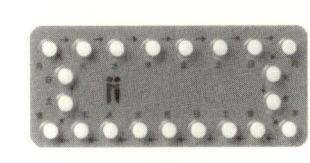

経口用避妊ピル剤

副作用は短期では吐き気や頭痛、乳房痛、不正出血等がありますが、飲み続けると2～3ヶ月で消失する場合がほとんどです。よく「太りませんか?」という質問を受けますが、実際は食欲が増すだけなので、過剰に食べなければほとんど**太ることはありません**。

長期間飲み続けることで起こる心配な副作用は血栓症（血管内で血液の一部が固まって詰ま

り易くなり重篤なものでは心筋梗塞や脳梗塞を起こす）や乳癌（諸説あり必ずしも起きやすくなるとは限らない）などがいわれています。したがって、同じく血栓症のリスクとされるコレステロールの高い人や、高血圧、糖尿病、ヘビースモーカーはピルを飲むには注意が必要です。

ところが一方、ピルには副効用が知られています。月経量や月経痛の軽減（第1節2参照）、月経周期の規則化、骨盤腹膜炎の減少、子宮体癌や卵巣癌の減少です。

ピルというと不特定多数の人と不純異性交遊をする女性が使うもの（!?）というイメージがあるかもしれませんが、正しく使用すれば月経がいつ来るかあらかじめ知ることもできるし、とても便利な薬です（実際この偏見のためにパートナーに隠れて服用している女性も多いのです）。

さらにまた、この薬の良いところは、服用していても状況が変わって妊娠を希望する場合は、**服用を中止すれば再び排卵して妊娠できる可能性が高い**薬だという点です。とくにもともと生理不順があった人などはピルの服用後には改善していることもあるため、服用前より妊娠率が上がることさえ期待できるのです。

b　避妊リング

これは子宮内にリングを入れて着床を防ぐことにより避妊します。しかし、卵管などへの着床は防げないため子宮外妊娠を起こす可能性があります。また子宮内に異物を入れるため、炎症を引き起こすこともあり、リングを抜いた後に妊娠を希望する場合には向いていないといえるでしょう。

c　コンドーム

日本で一番一般的に行われている避妊法です。5%位の失敗率があるといわれ、**正しく使用しても100%の避妊効果は期待できません**（その点ピルならほぼ100%です）。したがってこの避妊方法は、できたら今は妊娠したくないけど、「万一、妊娠したら出産します」という人向きです。もし避妊率を高めたいのなら、ピルや次の「オギノ式」等、他の避妊法を併用するのがいいでしょう。

なおコンドームの利点に性病の回避がありますが、これは後述します（本章本節3　STD）。

d　オギノ式（基礎体温法）

基礎体温を何周期かつけると排卵日がある程度分かるので、その付近では性交を避けるという方法です。排卵後48時間くらいで卵は受精ができなくなるので**高温期の2〜3日目以降次の月経の開始までは妊娠することは理論上ありません**。しかし、性周期が規則的でない人は排卵日が分かりにくいという欠点があり、**これだけでは失敗する可能性が高く、他の避妊法との併用が推奨される**でしょう。

（2）緊急避妊（モーニングアフターピル）

これは上記のような避妊ができなかった場合、72時間以内に薬（中容量ピル複数錠）を12時間あけて複数回、飲めば避妊ができる可能性が高いといわれる方法です。ただし月に何度も行える方法ではなく、**月経周期を狂わせることで避妊を行う**ので、あまり奨められる方法ではありません。また卵巣の腫瘤などがある人では、薬の服用で腫瘤が大きくなることもあります。

しかし、中絶手術に比べれば負担ははるかに少ないので、緊急時には婦人科を受診して検査を受けた後、処方してもらえばいいでしょう。

（3）人工妊娠中絶術

堕胎は日本では古代から、とくに王朝貴族ではごく当たり前のように行われていたようです。江戸時代になって庶民においても堕胎や間引きが広まりました。間引きはとくに農村で行われていました。厳しい年貢米の取り立てと度重なる飢饉のため、子沢山の生活は許されなかったからです。子どもが生まれると、ぬれた紙を鼻、口に当てて呼吸が止まるのを待ちました。日本では生まれる子どもは神のものではなく、我が物であるという考えが一般的だったのでしょう。一方、町では富を得た町人に自由奔放な生活が広まった結果、不義密通の子どもの始末のため、通経剤といわれる売薬で堕胎を行っていたそうです。ほかにもまじない、伝承された堕胎具に頼って命を落とした女性も少なくありませんでした。

現代であってもアメリカでは、キリスト教（とくにカトリック）において胎児も神の愛を受けているという考えから、妊娠中絶が法的に禁止されている州もあります。

ここで現在、一般的に行われている妊娠中絶術について述べます。手術の前日に子宮の入り口に細い海草でできたマッチ棒くらいの棒を入れます。棒は翌日には膨らんで子宮の入り口が広がります。そこから鉗子《かんし》を挿入し、子宮の内部を掻爬《そうは》することで妊娠中絶を行います。この方法で行えるのは妊娠初期の妊娠12週未満に限ります。それ以降の中期では、薬剤の投与によって陣痛を発来させ、出産のように分娩することで中絶が行われます。

今は薬局に売っているキットで簡単に妊娠反応を調べることができます。月経予定日の1週間を過ぎても月経が発来しない場合や、基礎体温で高温期が3週間以上続いている場合は検査をしたらいいでしょう。予期せぬ妊娠の場合でも、まずは慌てないで婦人科を受診して下さい。**妊娠陽性反応だけでは、子宮外妊娠や絨毛性疾患といわれる病気の可能性もあります**。また受診して**超音波の診断を受けないと正確な妊娠週数は分かりません**。

妊娠中絶術は初期と中期で前述のように方法がかなり違います。妊娠7～9週が最も負担が少ないといえるでしょう。遅くなると負担が大きくなりますが、早過ぎるのも処置が困難になるのであまりお奨めできません。費用は10万円台のところが多いですが、極端に安い場合は必要な血液検査などが行われていないかもしれません。例えば、血液型Rh不適合型妊娠では中絶の後に適切な注射をしておかないと、次の妊娠で児に対する拒絶反応が増大し、児の健康を損ねる恐れがあります。

妊娠12週を過ぎた中期中絶ではお産と同じ方法で胎児を娩出させるため、一般には入院が必要です。費用も初期の中絶に比べ倍以上の金額が必要で、娩出後胎児は埋葬されます。

望まれない胎児は修正パーソン論にあるように生存権が認められないことになり（第二部第3章第3節5-2）、前述のような中絶手術が日本では可能です。しかし現在、妊娠22週以降の胎児は一般に子宮外での発育が可能なため、日本では中絶が認められていません。また最近、新聞紙上で海外における妊娠21週の胎児の発育が報告されていました。近い将来、中絶可能な妊娠週数が変更される可能性があります。

女子高生や女子大生など未成年女子が学校や自宅で赤ちゃんを出産・放置するなどして殺人容疑で逮捕される事件が相次いでいます。予期せぬ妊娠でも中絶を選ぶのかお産を選ぶのか、しっかり考える必要があります。しかし考える時間はあまりないのが現実です。ぼんやりしていると中絶できる期間が過ぎてしまい、そうなれば出産するしかありません。ですから、その前に相談できる人を探しましょう。誰もいなくても保健所など公的機関にも相談できるところがあります。育てられない子を出産して、いわゆる赤ちゃんポスト等に預ける方法は最終手段としなければなりません。これを設置している病院も「困っている方はまず相談して下さい」

としています。勇気を出して相談しましょう。

そして中絶を選んだ場合は二度と同じ不幸を招かないよう、前述したような正しい避妊を行って下さい。中絶術後に一度も月経がないまま次の妊娠をして、妊娠中期になるまで気付かなかった例もあります。

3　性行為感染症（STD）

この病気には様々な疾患が含まれます。不妊症の原因になるものとしてはクラミジアや淋病など。妊娠すると赤ちゃんに感染を起こす恐れのあるSTDも沢山あります。また、若い女性の死亡原因に多い子宮頸癌は性交時のヒトパピロマ（乳頭腫）ウィルス感染によるものです。

これらの**STDの予防にはコンドームが推奨されます**が、実際はヘルペスや尖形コンジローム等のような**外陰部周囲の病巣には効果がなく過信は禁物**です。不特定多数の人との性行為は倫理上の問題だけでなく、感染リスクが大変大きくなることを忘れてはいけません。

また実際かかってしまったら迅速な治療と合わせてパートナーの検査や治療も行わなくてはなりません。そうしないとせっかくあなたが治っても、再びパートナーから感染してしまう恐れがあります！

（1）クラミジア

今、日本で急速に増えている感染症です。症状は黄色いおりものや腹痛ですが、あまり症状がはっきり出ない場合もあります。気付かなかったり放置したりすると子宮頸管（子宮の入口）から奥に入り込んで卵管炎や腹膜炎を起こします。卵管炎がひどくなると卵管が閉塞したり周囲と癒着したりするので**不妊症の原因**になってしまいます。

また、男性でも精管の閉塞を起こし、不妊になる場合があります。

治療は抗生物質の投与です。多くは2週間くらいで治ります。しかし治療が遅くて卵管や精管の閉塞や癒着を引き起こしてしまった後では、菌は薬剤で殺せてもこれらの閉塞や癒着は治りません。その場合の治療については第2章で詳述しますが、両側の卵管閉塞をきたした場合の自然妊娠は不可能で、手術または体外受精でしか妊娠しません（第2章第3節3）。

（2）淋病

淋菌によるものでクラミジアと同様におりものに色が付いたり腹痛を起こしたりするなどの症状があります。これも精管や卵管の閉塞をきたす菌であり、クラミジアと同様、**不妊症の原因**になるため早期に抗生物質を投与する必要があります。

（3）ヘルペス

単純ヘルペスウイルスが原因で起こり、外陰部の水泡と疼痛が主症状です。初感染の場合はとくに症状がひどく出やすく、発熱や疼痛がひどくて入院が必要な場合もあります。抗ウイルス剤で治療しますが、一度治っても再感染する場合がよくあります。出産時に産道に症状があると赤ちゃんに感染する恐れがありますが、帝王切開をすれば感染が防げます。

（4）尖形コンジローム

ヒト乳頭腫ウイルス（HPV）が原因で起こり、外陰部に鶏のトサカ状の腫瘤を形成します。これは**子宮癌の原因**ウイルスとして知られています。治療は外科的に切除したり抗腫瘍剤の塗布を行ったりします。また将来にわたって子宮癌検診を受けていくことが望ましいでしょう（第3節2-2参照）。

近年ワクチンが開発され、アメリカの一部の州では性体験のない年齢での接種が始まっているようです。しかし日本ではまだ治験の段階で、一般的ではありません。

（5）細菌性膣炎

おりものが主訴で来院されることが多く、外来ではカンジダと並んで最もよく見かける膣炎です。原因菌は大腸菌等ですが、比較的不妊症の原因にはなりにくいです。しかし溶連菌など一部の菌では分娩時に赤ちゃんに感染し肺炎などを起こします。治療の原則は膣剤の投与ですが、抗生物質の内服で治る場合もあります。

（6）カンジダ膣炎

カッテージチーズのようなおりものと痒みが主症状でカンジダという真菌（かび）が原因です。不妊症の原因にはほとんどなりませんが、妊娠中でひどい場合はまれに赤ちゃんに感染することもあるようです。治療は抗真菌剤の膣剤を投与します。

（7）梅毒、肝炎ウイルス、エイズなど

性行為で感染しますが頻度は（1）～（6）のものほどはありません。あまり典型的な婦人科的症状をきたすことは少なく不妊の原因になることはまれです。血液や胎盤を通して赤ちゃんに感染するので、ほとんどの施設で妊娠初期に検査が行われます。

第3節　ブライダルチェック

近年ブライダルチェックという言葉を耳にすることがあります。決まった定義はありませんが、女性が結婚する前に調べておいたら妊娠に有利であるという事柄を指すようです。具体的には、性感染症などのチェック（第1章第2節3参照）、不妊症の有無のチェック（第2章第2節参照）などが考えられるでしょう。また癌検診も受けておくべきです。

1　風疹検査

これと関連する事項に**風疹**検査があります。妊娠中のとくに初期に母親が風疹に罹患した場合、生まれてくる児に**難聴**や**心奇形**などがあった症例が多数、報告されています。そのため日本では風疹にかかったことがない中学三年生の女子に風疹の予防接種が行われています。風疹にかかったと思っていても、他のウイルス感染であった場合も考えられるので、風疹の抗体検査（血液）をしておくと安心です。その結果、抗体がないか低い場合は、妊娠を考える前に予防接種を受けておきましょう。その後、抗体ができたことを確認できれば理想的です。なお、風疹の予防接種を受けることは、弱くではありますがウイルスに感染したことになります。したがって、妊娠後に風疹の予防接種を受けることはできませんし、予防接種を受けた後は3ヶ月くらい避妊する必要があります。なお、他のウイルス感染では風疹ほど妊娠中の感染は問題になりません。先天奇形などの報告も少ないです。しかしながら、麻疹（はしか）などは大人でかかると重篤な後遺症を招くことがあり、自分の子どもから伝染する可能性を考えれば妊娠前に一通りのウイルス感染の既往（かかったことがあるか）を調べておくことも場合によっては必要でしょう。多くは血液検査により抗体を測ることでいろいろなウイルス感染の既往が確認できます。

2 癌検査

若い女性が気をつけたい婦人科系の癌には、乳癌、子宮癌、卵巣癌などがあります。癌を放置すれば転移などを起こし、いずれ死に至る可能性が極めて高いです。若年者の癌は多くはないものの、かかると高齢者より進行が速いので注意が必要です。しかし、婦人科系の癌はどれも早期に発見すれば他の癌より完全に治癒する可能性が高いので、症状が何もなくても検診を受けることが大事です。

（1）乳癌

乳癌は原因としてホルモンが関係しているといわれ、家族歴（遺伝）があることも分かっています。検査は月経後排卵までの乳房の張りの少ない時期に触診をするのが良いとされていて、超音波やレントゲンでしか見つからないものは一部です。乳癌は自己発見率が大変高いので、定期的に自己検診をしましょう。はじめはしこりなのか乳腺そのものなのか分からなくても、定期的に何度か触るうち、異常に早く気付くことができます。できれば、まず専門医を受診して自分の正常の乳房を知るところから始めましょう。初期癌の場合は乳房の部分切除ですみますが、進行癌では全切除となります。術後には場合により、抗癌剤や放射線の照射が行われます。また、全切除後の再建も原則的に可能です。

なお、豊胸術はふつう乳腺（乳癌が発生するところ）と皮膚の間に異物を挿入するので、癌の発見が難しくなります。

（2）子宮癌

子宮癌には、頸部（子宮の入口部分）の癌と体部（子宮の奥）の癌の二種類があります。

a　子宮頸癌

子宮頸癌は、ヒト乳頭腫ウイルス（HPV）が原因で起こります。HPVは感染しても症状が出るとは限りません。このウイルスは性体験者のほとんどが持っている（第2節3–4参照）のですが、このうちの一部の型のウイルスで頸癌が高率に発生する（つまり男が媒介している！）ということが最近分かってきました。感染が原因のため、多数の性パートナーがいる人や、相手がたとえ一人でもその相手に多数のパートナーがいるという人は、頸癌のリスクが高くなります。症状は不正出血や汚いおりものですが、初期は無症状が多いので、性体験者は定期的に子宮頸癌検診を受けるべきです。

検査は子宮の頸部（入口）を綿棒でこするだけなので痛みはほとんど伴いません。なお、この子宮頸部の場所は自分ではまず分からないので、膣内を綿棒で擦るだけの自己診断は奨められません。内診台に勇気を持って上がれば検査はわずか1～2分ですみます！

治療の原則は子宮の（全）摘出ですが、初期癌で未産婦の場合は子宮頸部の切除だけですむこともあり、この場合、術後の妊娠は可能です。進行癌では全摘に加え、抗癌剤や放射線治療を行います。

なお、前癌状態では抗生物質の膣錠で炎症を抑えることにより、癌への移行を防げる場合があります。この前癌状態は長い人で数年以上続きます。ここで根気よく治療を続ければ手術を受けずに経過観察だけですむ可能性もあるのです。そのためには、やはり早期発見です。1年に1回は必ず子宮癌検診を受けましょう。

b　子宮体癌

頸癌は感染が原因であるのに対し、体癌はホルモンのバランスが主な原因なので、性体験がなくてもかかる可能性があります。実際、疫学的に（かかった人は）未婚や妊娠経験の少ない人はリスクが高いといわれています。また無排卵や月経過多、頻発月経も放置しておくと子宮体癌のリスクが増大します。

検査は子宮の奥から細胞を擦り取ることで行いますが、未産婦や閉経後では子宮の奥まで器具が届かないこともあります。その場合は超音波やＭＲＩ（磁気による断層撮影）、腫瘍マーカー（血液検査）で補助検診とします。

治療は子宮の全摘出で、術後、ホルモン剤や抗癌剤を投与することもあります。

（3）卵巣腫瘍

子宮癌検診のときに超音波検査を受けることで見つけることが可能です。若年者に卵巣癌はまれですが、卵巣の良性腫瘍は少なくありません。癌（悪性）と良性を含めた卵巣腫瘍は若年者の場合、先天的なものが多いといわれますが、ホルモンが原因の場合もあります。症状は良性悪性ともほとんどありませんが、腫瘍がねじれると激烈な腹痛を起こします。良性であってもねじれて血流がなくなると、片側の卵巣全体が壊死となるので、全摘せざるを得ないことがあります。しかし良性の卵巣腫瘍は、自然に縮むことがよくあるので、腫瘍がある間に無理をしない（性交を避ける、排便時に力み過ぎない、疲労をためない、冷やさない等）ことで、ねじれずにすめば自然治癒もあり得ます。一方、腫瘍の存在を知らず無理をしてねじれてしまうと緊急手術をしなくてはいけない場合があります。

第2章　貴方がいつか子どもができるかどうかを知るには？

不妊症とは

「**私は将来赤ちゃんを持つことができるの？**」これが若い女性たちが婦人科医院を訪れて、産婦人科医師へ投げかけられる究極の質問です。もちろん彼女たちが訪れる理由は、生理不順や生理痛、性感染症など様々です。が、受診する彼女たちの最大の関心事は妊娠可能な身体であるかということのようです。

一方で婦人科を全く受診しない女性たちがいます。妊娠を望まない人や男性と性的な接触を持たずに生活している人にこのような傾向が強いように思われます。そしてそのような彼女たちが来院するのは、女性特有の身体の問題に直面して初めてという場合が多いです。そのため、診察に際しもっと早く受診できていたらよかったのに、と思うことがしばしばあります。具体的には生理痛を我慢していたり無月経（生理が来ない）を放置したりしている場合などがあります。そんな人たちが婦人科に来たときには、治療方法に手術しかなかったり、投薬治療がなかなか効かなかったりすることがあるのです。**男性経験がないからといって、また妊娠の希望がないからといって、女性である限り婦人科の病気から無縁ではいられません。**

そのような成人女性が婦人科を受診しない反面、女児が外陰炎（外陰部に雑菌が入ったりして起こる炎症）などで母親に連れられて婦人科を受診することは珍しくありません。母親が娘の婦人科的診察をためらっていても本人は気にしていないような例が多々あります。やはりこれは、成人女性には**婦人科とは妊娠してから受診するところ、という間違った固定観念がある**からではないでしょうか。

妊娠の希望が将来にわたってあろうとなかろうと、**女性にとって、女性特有の身体の機能について自分自身が知ることは、女性として一生を送る上で非常に大切**です。そして概してそれは自分が妊娠可能な身体であるかを知ることにつながるのですね。

第1節　妊娠の成立（その生理学……図4）

正常妊娠が成立するために必要な因子には次のようなものがあります。

①卵巣で成熟した卵胞がつくられて、その中の卵子が排卵されること
②卵管がその卵子を取り込むこと
③精巣で健康な精子が十分量つくられること
④その精子が適切な時期（女性の排卵期～3日位前まで）に膣内に射精されること
⑤その精子が子宮頸管を通過し卵管にたどり着くことができること
⑥卵管内で卵子と精子が受精すること

図4：妊娠の成立

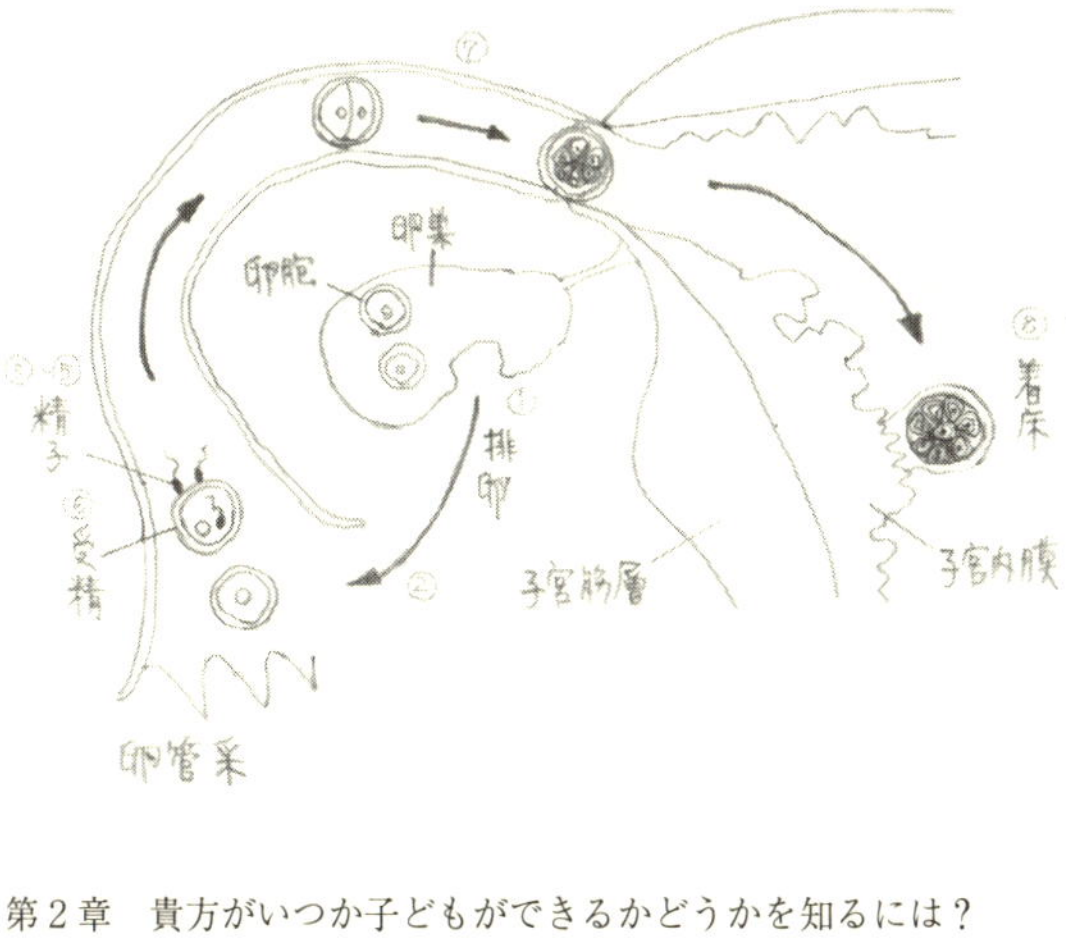

⑦受精卵が卵管を通って子宮内に達すること
⑧さらにその受精卵が子宮内の適切な場所で着床すること

以上の①〜⑧のどの因子が欠けても正常な妊娠は成立しません（例えば、⑦が欠けた場合には子宮外妊娠となってしまいます）。

したがって不妊の検査は以上の因子のうち、どこに問題があるのかを調べる検査になります。ではこれから①〜⑧の因子が正常かどうかを調べる検査について述べていきます。

第2節　不妊症の検査

1　排卵の時期を調べる検査――関係する因子：①④

（1）基礎体温表

基礎体温とは朝起きてすぐ舌下に婦人体温計を入れて測定する体温のことです。毎日続けて測定し、その値を表にしていきます。（巻末または市販の基礎体温表に記入すると分かりやすいでしょう。）月経が周期的にあり、かつ、この表で体温が二相性（体温の低い時期と高い時期があること）であれば、たいてい排卵しています。**低温期の最終日が排卵日**になります。しかし、いつから高温期が始まるか分からないことも多いので、低温期の終わり頃に超音波検査を受ければ確実です。

（2）超音波検査

排卵の時期を一番確実に知る方法は超音波検査です。ふつう排卵日は次の月経開始予定日から14日前か、基礎体温における低温期の最終日です。その排卵日の1日前に卵巣を超音波で診ます。すると排卵する周期では卵胞が発育しているのが認められるはずです。**この卵胞径により排卵日を診断**します。

（3）尿検査

もう一つ排卵を知る方法に尿検査があります。これは排卵の前に上がるホルモンを尿で調べるものです。薬局にもキットが売っていますが、何日も続けて陽性が出る人もいるので、排卵日の確定が困難な場合もあります。

（4）ホルモン検査

以上のような検査と平行して血液中のホルモン検査を行うのも効果的です。**排卵しない原因として下垂体や甲状腺の分泌異常などが認められることがある**からです。

2　精液検査――関係する因子：③

4～5日の禁欲後、用手的に検査容器に採取し、それを病院へ持って行って調べてもらうのが一般的な方法です。精液の量、精子数、運動率、奇形率などを調べます。

3　卵管が通っているかを調べる検査（卵管疎通検査）——関係する因子：②⑥⑦

レントゲンまたは超音波下に造影剤を子宮内および卵管に注入し、疎通性を調べます。この検査により、炎症などが原因で狭くなった卵管を広げる治療も可能です。今までの検査に比べて、身体に負担の大きい検査ですが、治療も兼ねることができるので検査後、妊娠する人も多い検査です。

4　精子が子宮頸管を通ることができるかを調べる検査——関係する因子：⑤

（1）子宮頸管粘液検査

精子が子宮頸管を通過するとき、排卵日以外は異物に対する感染防止の観点からその多くが殺されてしまいます。**排卵日だと頸管粘液があらかじめ分泌されていて精子は無事に通過する**ことができます。

この検査では排卵日に射精した後の頸管粘液と精液を採取し、精子の運動率などを調べます。

（2）抗精子抗体検査

一部の不妊女性で認められる血液内の抗体です。この抗体は子宮頸管粘液中にも分泌され、精子を殺してしまいます。検査は採血で調べられますが、保険の適応はなく自費検査となります。

5　子宮内に着床が可能かを調べる検査――関係する因子：⑧

子宮に筋腫や内膜症、ポリプがあるとこれらが着床を防ぐために妊娠しにくかったり、流産の原因になったりします。

最も一般的なのは超音波検査です。これにより**子宮筋腫**や**子宮内膜症**がないかが調べられます。

子宮内膜症については血中の**腫瘍マーカー**を調べるのも有効です。

また子宮の内視鏡（**子宮鏡**）で子宮筋腫やポリプがないかを調べる検査もあります。

さらに**子宮内膜日付診**といって、着床の時期に子宮内膜組織の一部を取って調べる検査もあります。

6　総合的検査――関係する因子：③⑤以外すべて

以上の検査はすべて外来で行える検査ですが、そのほとんどが身体の外から子宮や卵管、卵巣のいわば影を見ている検査に過ぎません。これに対し、これらの婦人科臓器を直接カメラで見る検査が**腹腔鏡検査**です。

一般的には全身麻酔下に、下腹部の3～4ヶ所に1～2㎝の切開をして、そこからカメラや鉗子《かんし》を挿入します。腹腔内の観察と共に、色素による卵管疎通検査を行ったり、子宮筋腫や内膜症の摘出を行ったり、卵管周囲の癒着を剥離《はくり》したりすることができます。

麻酔や入院が必要とはいえ、検査と治療を兼ねることができる上、検査で得られる情報量が他の方法に比べ格段に多いのが特長です。また腹腔鏡の治療は保険が適用されます。いろいろな不妊検査や治療を行ってもなかなか妊娠しない人には一度は奨められる検査でしょう。

第3節　不妊症の治療方法

1　排卵がうまくいかない人の治療法

血液検査で排卵障害の原因となるような疾患が認められた場合は、原因疾患の治療が先決です。比較的よく見られるのが甲状腺疾患や高プロラクチン血症で、多くが投薬により改善が期待できます。

原因疾患がなく軽症の人は漢方薬のみで排卵する人もいます。また**排卵誘発剤**を使用すればかなりの人が排卵することができます。排卵誘発剤には内服と注射があり、単剤で用いたり、組み合わせて用いたりします。それによって卵巣に働きかけて排卵のための**卵細胞を大きくし成熟させ、排卵**をさせます。副作用は卵巣が過剰に反応することによって卵巣が腫れたり、腹水がたまったりすることがあります（卵巣過剰刺激症候群）。そのため、投与後の超音波検査は欠かせません。ほかには悪心、嘔吐また一部の薬剤では霧視（目がかすむ）などの副作用が出る場合があります。

2　精液検査が良くない人の治療法

まず泌尿器科を受診して原因疾患がないかを調べてもらいます。

比較的よくあるのが精索静脈瘤です。これは精巣の横で静脈の流れが悪くなっている病気です。認められた場合は泌尿器科医と相談の上、多くは手術が奨められるでしょう。

原因疾患がない場合、ハードな仕事や難しい人間関係などのストレスが精子に悪い影響を及ぼしていることが考えられます。なるべく**ストレスを軽減**するようにし、治療としては、漢方等の投薬療法を行います。しかし、排卵誘発剤に比べ効果が得られるのにはかなりの時間を要します。

そのような時間を取れない場合は後述する人工授精や体外受精の適応となります。自然妊娠では約1億個の精子が必要ですが、人工授精や体外受精では精液を濃縮したりすることでもっと少ない精子数でも妊娠は可能です。理論上は1個の精子でも、手術により精巣から得られれば、顕微受精で妊娠が可能となります。しかし手術で何度も精子を得るのは大変ですので、ふつうは一度の手術で沢山の精子を取り、凍結保存することになります。ここで生命倫理の問題が発生します（第二部第3章第4節4参照、第三部16「凍結精子」参照）。

3　卵管が閉塞している人の治療法

卵管は子宮の左右に1本ずつあります。一般に卵管の一側のみの閉塞は、健側で妊娠が可能のためこれから述べる治療は必要ありません。また、例えば右の卵管が閉塞している人が左から排卵する周期においても、妊娠する例が多数報告されています。健康な卵管が反対の卵巣からの排卵を受けることもできるというわけです。でも、**両側の卵管の閉塞の場合には自然妊娠は不可能**ですので、以下に述べる卵管鏡や体外受精の適応となります。

卵管の閉塞を再開通させるのに以前はマイクロ手術が行われてきましたが、現在は卵管鏡が主流となりつつあります。ただし手術手技としてかなり高度な技術を要求され、卵管を破損するリスクも伴うのが現状です。また手術後の再閉塞が問題になることもあります。

このような現状から一般的には、閉塞した異常な卵管はそのままにして、体外受精が広く行われています。**体外受精とは、体外に卵子を取り出し、精子と受精させた後、受精卵を子宮内**

に戻す方法をいいます。

多くは排卵誘発剤を数日にわたって大量に女性に投与し、卵胞が沢山でき成熟したところを採卵します。採卵は膣内から長い注射針のようなものを卵巣に挿して卵胞液を吸引し、液内の卵子を顕微鏡下に確認します。これらの卵子にあらかじめ夫に採取してきてもらっておいた精子と合わせて受精させます。受精した1個の細胞が分割をしていくつかの細胞から成る胚となったら、子宮内に戻します（図5参照）。

しかし、採卵はしても子宮内に戻すことができないこともあります。卵子が1個も得られなかった場合や、卵子が得られても受精がうまくいかなかった場合、受精後に胚がうまく育たなかった場合は子宮内に戻すことはできません。また、たとえ子宮内に無事に戻すことができても、その胚が

図5：体外受精とは

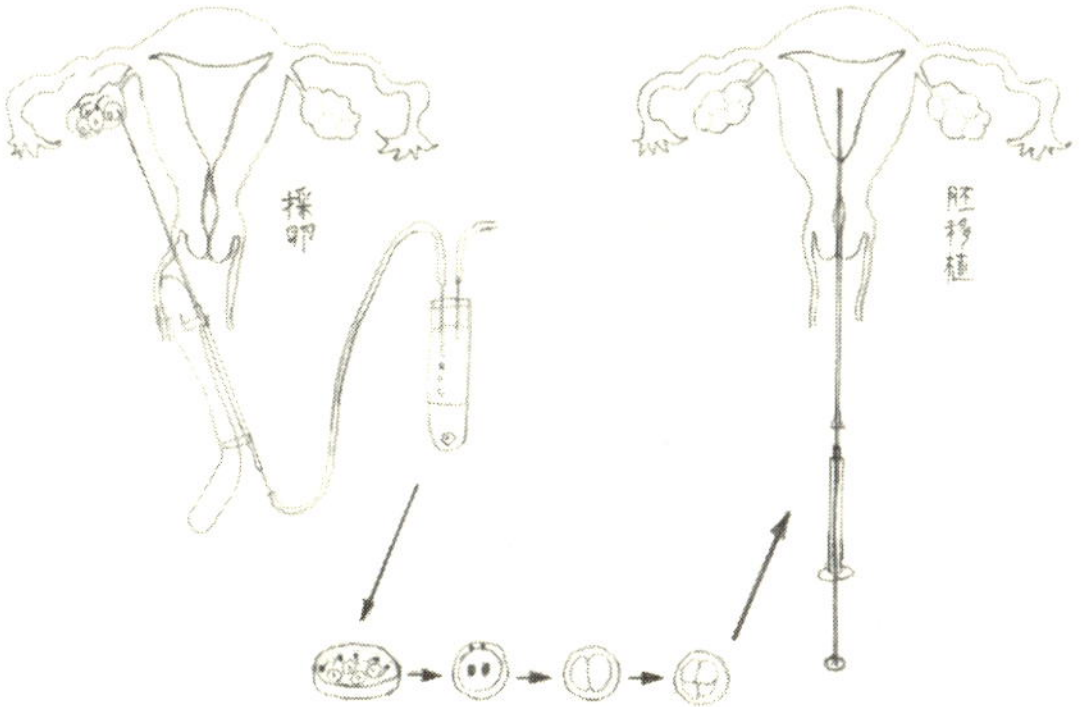

子宮内に着床しなければ正常妊娠とはなりません。胚が子宮内ではなく卵管などの子宮以外の場所に着床してしまうこともあります（子宮外妊娠）。

なお、体外受精では排卵誘発剤を大量に投与するので、卵巣が癌化する可能性が危惧されています。

4　子宮頸管を精子がうまく通過できないときの治療法

原因として精子抗体が見つかった場合、治療はまず免疫療法を行うことが奨められます。これにはステロイドの投与や漢方薬の治療があります。ただしこのような治療には長時間要する場合が多いので、平行して後述する人工受精が行われることが多いです。

人工授精とはあらかじめ夫に採取してもらっておいた精子を洗浄濃縮し、子宮内または排卵予定側の卵管まで注入する方法です。精子を卵子のより近くまで持っていくことにより、精子の損失が少なくてすむので、精子の成績が良くないカップルにも奨められる方法です。

5　子宮に問題がある場合の治療法

子宮に問題があって妊娠しない場合には、形態的異常と機能的異常があります。前者には例えば、子宮に筋腫、内膜症、ポリプがある場合や、あるいは子宮そのものが先天的あるいは後天的に欠損したりする場合があります。後者にはホルモンのバランスが悪くて子宮内膜に受精卵が着床できない場合があります。

（1）子宮筋腫

子宮筋腫とは子宮にこぶのような塊（これを筋腫核といいます）ができる病気で、30～40歳代の女性に好発します。症状は**過多月経**や**頻発月経**、**月経痛**などです。筋腫があっても妊娠することはありますが、流産の原因になったり妊娠中の腹痛の原因になったりすることもあります。しかし、妊娠中に子宮筋腫の手術はまず行えないので、あらかじめ筋腫核の位置を超音波などで診て、そのような問題を生じやすい位置でないか確かめてもらっておくのが望ましいでしょう。

受精卵が着床するのは子宮の内壁ですので、内壁に筋腫核がある場合は、開腹または腹腔鏡併用の手術で**筋腫の核出**を行うことが奨められます（なお、子宮筋腫の一般的な手術方法は子宮の全摘出ですが、これは妊娠を希望しないことが原則です）。

子宮筋腫には次に述べる子宮内膜症を合併することが多く、治療も平行して行われることが多いです。

（2）子宮内膜症

子宮内膜症とは子宮の内膜（月経のとき剥《は》がれる部分）が他の部位に転移する病気です。転移先で腫瘤を形成することも多く、子宮の場合は**子宮腺筋症**、卵巣の場合は**チョコレート嚢腫**と呼ばれることもあります。転移先（内膜症の病巣）としては他に膣、外陰部、直腸、おへそなども報告されています。転移の原因には月経血の逆流がいわれており、このため昨今の初産年齢の高齢化により症例が非常に増えています。

症状は、このような転移先の子宮内膜症の病巣が、月経期に出血することが原因になって起こります。すなわち、**過多月経**、**頻発月経**、**月経痛**、**性交時痛**などが主な症状です。治療には手術療法や薬物療法があります。

手術は子宮内膜症の病巣を摘出します。しかし全部の病巣を取り切ることは非常に困難なため、術後に薬物療法を行うことが多いです。

薬物には月経を止める薬剤（ＧｎＲＨアンタゴニスト）、ピル、漢方薬などがあります。これらの薬剤は一般的に子宮内膜症の治療だけではなく子宮筋腫の治療にも有効であるといわれています。

ＧｎＲＨアンタゴニストは投与中の避妊が必要であり、月経を止めるので副作用として更年期症状を起こします。長期の治療は行えず、治療後の再発も珍しくありません。しかし投与後、状態が良くなったところから再発までに妊娠が成立する可能性もあるので、計画的な投与が必要です。

ピルは長期投与によりエストロゲンが低レベルに抑えられます。このエストロゲンが低いと子宮内膜症は軽減します。こちらは副作用も少ないので前述のＧｎＲＨアンタゴニストで十分な治療効果が得られない場合、ＧｎＲＨアンタゴニストに続いてピルを投与することもあります。

以上の二つに較べると効果はマイルドですが、桂枝茯苓丸や当帰芍薬散などの漢方薬も有効な場合があります。副作用は少なく、月経を止めることもないので妊娠も可能です。

（3）子宮内膜ポリプ

大きいものは着床を阻害するので、**子宮鏡下に切除**することがあります。頻度は子宮筋腫や内膜症ほどはありません。

（4）ホルモンに問題があって子宮に着床ができないときの治療法

基礎体温表において、排卵後の高温期の体温が低かったり、高温期の持続期間が短かったりすると、**黄体機能不全**といって、受精卵ができても子宮に着床することができません。黄体機能不全は排卵障害に合併することが多く、治療も排卵障害に準じて行います。ホルモン剤の投与が一般的です。

（5）子宮の奇形

子宮は胎児のとき発生の段階で左右合わさってできます。そのためその融合が不完全だと、子宮が二つになったり子宮の真ん中に壁（中隔）が残ったりすることがあります。子宮が二つのうち一つでも完全にあるときは、妊娠出産に問題がなく産後に初めて分かる場合もあります。子宮に中隔があると不妊の原因になる場合があり、手術で切除しないと妊娠できない場合もあります。しかし、子宮の中隔が軽度だと産後に初めて分かる場合もあります。

（6）子宮の欠損または喪失の場合

まれではありますが先天的に子宮が欠損している場合や、子宮癌などで後天的に子宮を喪失した場合でも、自分の卵を採卵し体外受精を行った後、他人の子宮を借りてそこに着床させることができれば、子どもを得ることが医学的には可能です（ホストマザー）。しかし、これは不妊治療とは離れた技術です。すなわち、子どもを得るための治療ではなく、子どもを得るための技術に過ぎません。現在、生命倫理の問題から日本でこの治療法は認められていません（第6節で詳述、第三部17「代理出産　依頼する母、請け負う母」参照）。

第4節　不妊と性

1　後天的な子宮の喪失の場合

子宮筋腫などで子宮を摘出するとき、ふつうは子宮のみを摘出し、膣や卵巣はそのままです。

子宮癌でも閉経期以降なら子宮と共に卵巣も摘出しますが、膣は残ります。したがって、**性生活は可能**です。また卵巣は一つあれば、ホルモンは十分、分泌されるので、性周期は保たれ、術直後に**更年期症状になることは理論上ありません**。

2　先天的な子宮や膣の異常の場合

（1）子宮のみの異常

子宮だけに奇形や欠損があっても、膣や卵巣が正常にあれば性生活は健常者と変わらず、問題は生じません。子宮がなくてもホルモンの分泌は卵巣から行われるので、月経はなくても性周期はあります。

（2）膣の欠損

一般的に膣だけが欠損していて子宮が正常の場合は少ないです。しかし、卵巣は正常の場合もあり、その場合、ホルモンは分泌されています。膣がなければ性生活はできないので、本人の腹膜や腸管を使って、膣腔を造る手術をすることがあります。膣があっても子宮がなければ、妊娠はもちろんできませんが、性生活は送ることができます。

3　後天的な卵巣の喪失の場合

卵巣に癌などの腫瘍ができて片方の卵巣を摘出しても、ふつうはもう一方の卵巣が働くのでホルモンは十分、分泌され、排卵も起こるので妊娠も可能です。

両方の卵巣を摘出すると卵巣からのホルモンはなくなるので、子宮があっても月経は来ません。術直後に更年期症状をきたすことが考えられ、その場合はホルモン剤が投与されます。

4　先天的な卵巣の異常

（1）卵巣の腫瘍

胎児の時期から卵巣に腫瘍ができる場合があります。生後しばらく経ってから発見されることが多く、手術で異常部分のみを切除します。正常部分が残っていれば、その後の性生活や妊娠は健常者と変わらず、問題は生じません。ただし、幼児期の卵巣腫瘍は手術をしても中年期以降に再発することが少なくないため、長期にわたってのフォローが必要です。

（2）卵巣の欠損

卵巣の両側の先天的な欠損は性染色体の異常を伴うことが多いです。染色体としては男性であるのに精巣が未発達のため、女児として育てられていた例もあります。

第5節　男女産み分けの方法

不妊からは少しずれますが、男女の産み分けは関心の高い領域だと思われますので、ここで少し触れておきます。

子どもの男女を決定するのは精子の染色体です。女性の染色体はXXなので、卵子の染色体はXしか持っていませんが、男性はXYなので精子はXとYを持っています。そして（母の染色体Xと）受精した父の染色体がXならXXとなり女児、YならXYとなり男児となります。

X染色体を持つ精子はY染色体を持つ精子より重かったり、ストレスに強かったりします。そこで、精液をあらかじめ遠心分離器にかけて、重いものを取り出し人工授精を行えば女児の可能性が高くなり、軽いものを取り出せば男児の可能性が高くなります。

また子宮頸管内は、排卵以外の時期では感染防御のため酸性ですが、排卵の頃に頸管粘液が出て中和され、精子が通過しやすくなります。そのため排卵に近い日に行った射精や、頸管粘液が十分あるところでの射精では男児の可能性が高く、逆の場合は女児の可能性が高くなります。人工授精は性と生殖を完全に分けることになりますが、射精の日や条件をコントロールするのも性の目的を生殖にしてしまいます（次節参照）。

また、このような方法をとっても産み分けに100％はありません。たとえ望んだ性の子どもでなくても中絶は避けなければなりません。

第6節　生殖補助医療と生命倫理

1　代理出産

近年、代理出産が話題になっています。代理出産とは第三者が妊娠出産を行うことです。現在、日本では一般的に代理懐胎し、出産する第三者のことを「代理母」と呼んでいます。一方、厚生労働省では、依頼者夫婦の夫の精子を代理懐胎する第三者に人工授精する場合を「代理母（サロゲートマザー）」（卵子は代理母のもの）、依頼者夫婦自身の卵子と精子を体外受精した上で代理懐胎する第三者に移植する場合を「借り腹（ホストマザー）」というように呼び分けています。

この代理出産に関して厚生労働省が20～60代の男女にアンケートを行い、年度比較していま す（厚生労働省のホームページで結果を見ることができます）。それによると一般論として「一定の条件のもとでは」このような技術の使用を社会的に認めてよいとした人が増えているものの、個人的には利用しないとした人が多かったようです。しかし、ここでいう「一定の条件」を決めるのは大変難しいといわざるを得ません。その理由の第一に、妊娠や出産のリスクが大変高いことが挙げられます。代理出産を請け負う女性の条件に、経産婦であることが望ましいとされているようですが、二人目まで正常分娩していた女性でも、三人目の妊娠出産に異常が生じることは決してまれではありません。また、先天異常児が生まれる可能性は誰にでもありますが、そのような児でも依頼者夫婦は受け入れることができるでしょうか。さらに母親や姉妹に依頼した場合、親子関係は非常に複雑化してしまいます。実際に妹が代理出産後、姉妹間の関係が悪化した例もあります。他人が請け負って出産する場合でも、代理母は経産婦が条件である以上、自身の子どもや家族がいるはずです。そんな中、自分自身の子どもに自分のお腹についてどう説明するのでしょうか。また、妊娠中の生活の制限や出産後の児との別れ、代理母の身体的リスクは、代理母家族にもダイレクトに影響を及ぼします。経産婦で家族や子どもがいないケースとしては、死産経験者や離婚して子どもが手元にいなくなった経産婦が考えられますが、そのような悲しみの後で、出産後に手放す覚悟で代理出産を引き受けることは、さらなる悲しみを背負うことになり、常識的にはあり得ないでしょう。

　このように代理出産では、「代理母」の立場の女性（ホストマザーやサロゲートマザー）が身体的にも精神的にも大変過酷でリスクの高い条件を負うことになります。このようなリスクは一般には理解されにくく、代理出産を認めれば社会的立場の弱い女性が「産む機械」にされてしまうことでしょう。アメリカでも（カウンセリングを受けたものの）それを十分に知らされずに「代理母」となった女性が、代理出産反対運動に参加しているそうです。

一方、民間機関が実際に不妊に悩む当事者に取ったアンケート（第一生命経済研究所とNPO法人FINEによる共同調査等、インターネット上で様々なアンケート結果を見ることができます）では、前述の広い立場の人から取った厚生労働者のアンケートとは違い、代理出産には否定的な意見が目立っています。理由として「親子関係が不自然になる」「商業利用の可能性」が挙げられ、不妊当事者では治療の結果や運用への問題意識が強く示されています。代理出産が認められているアメリカの州でも仲介者（ブローカー）には1000万円以上支払われるのに、代理母には300万円ぐらいしか支払われないと聞きます。

2 非配偶者間人工授精

一方で精子の提供は以前から法的に規制されることなく行われています。現在では、第3節2で述べたように、精巣から精子が1個でも得られれば、理論上、顕微受精が可能です。しかし、以前はこのような技術がなく他人（匿名の第三者）からの精子の提供による人工授精（AID、DIともいう）が行われていました。日本には実際にこの方法で生まれた子が一万人以上いるといわれていますが、親の多くは告知に否定的であったり、様々な面で生命倫理の問題を含んでいます。

第7節　不妊症治療のインフォームドコンセント（説明と同意）

（第二部第2章4節参照）

不妊症ほど治療の選択の幅が広い疾患はないでしょう。例えば、子宮癌はよほどの高齢者など手術に耐えられないような人でない限り、手術が第一選択で他に選択の余地はありません。切迫流産なら安静の上で薬物投与、子宮筋腫なら手術か薬物療法か（軽度の場合は自然観察）というくらいの選択の幅しかありません。

それに較べ、不妊症はまず病気（治すべき疾患）かどうかもそのひと個人の状況によって異なります。たとえ卵管が閉塞していたとしても、妊娠の希望がなければ放置しておいて構いません（ただしその原因がクラミジア感染だとしたら、そちらは治療しなくてはなりません。放置しておけば腹膜炎になるかもしれないからです）。それに不妊だからといって本人が希望しなければ不妊の検査を受ける必要もありません。第一、**不妊症の定義**からして曖昧です。現在の教科書では「結婚後ふつうの夫婦生活を営んで2年以上経過しても妊娠しない夫婦を不妊症とする」と書いているものが多いようですが…これを読むと結婚直後からの避妊はふつうでないの!?　と思ってしまいます。また避妊していなくても、週に何回の性交があればふつうの夫婦生活といえるのか??　という疑問も生じます。

そのため結局は、そのひと本人が「私は子どもができません」と訴えて病院を訪ねる人の状態を不妊症と呼んでいるのが現状です。

ではこのような人が婦人科を初めて受診したら、どのような検査が行われるのでしょうか？この初診の段階ですでに非常に沢山の選択肢が考えられます。しかし、いわゆる不妊専門病院では、まず精液検査と卵管の疎通検査を勧められることが多いでしょう。なぜなら、この検査で**無精子症や両側卵管の閉塞が認められれば、自然妊娠の可能性はゼロ**なので即、体外受精を勧められるからです（第3節不妊症の治療方法で述べたとおり、本来はここで卵管鏡などによる手術の可能性の説明も本人が選択するかはさておき、なされるべきなのですが、多くの施設ではいきなり体外受精を勧められるのが現実です）。

しかし、実際に両側の卵管が閉塞している人は10％にも満たない（性病の感染の既往歴がなければ、ますますその可能性は低い）でしょう。おまけにこの検査は他の不妊症の検査に較べてかなり痛みを伴う検査です。

また精液検査も同様です。精子数などが少なければ、人工授精や体外受精の適応となります。しかし、不妊女性のうちかなりの人が夫や家族に黙って婦人科を受診しています。夫の中には妻が不妊の検査を受けるのは構わなくても、自分は受けたくない、あるいは受けるにしても妻側の原因がないと判ってからにしたい、という人も多いのです。

もちろん不妊は夫婦の問題ですから、はじめから夫の協力が得られるのにこしたことはありませんが…。

このようなことから、私は不妊を訴えて来られた患者さんには、不妊一般の検査についてひととおり説明し、同意が得られれば基礎体温の計測や超音波、血液検査など患者さんの負担が少ないものから検査を行い、平行して治療を行うようにしています。**検査を進める途中で妊娠すれば、何も痛くて金額的にも負担の大きい検査や治療を受ける必要なんてないからです！**

そしてまずは排卵日の測定を行い、夫婦生活のタイミングを指導します（このとき、性と愛の相互性は後退し、一つの生理的能力になってしまいますが……第二部第3章第4節1）。それと平行して検査を行い、排卵に問題がありそうなら**排卵誘発剤**を使用したり、高温期が短いようなら**ホルモン剤**を使用したりします。それでも妊娠しなければ検査として**卵管疎通検査**や**精液検査**を行ったり、治療として**人工授精**を行ったりします（こうなると、性と愛のうち、性は全く失われてしまいます）。また場合により**体外受精**も考慮しますが、できればその前に**腹腔鏡検査**を勧めています。体外受精の成功率は30％くらいに過ぎません。これは1回の体外受精がおよそ30万円することを考えるとコストパフォーマンスに優れているとは言い難い数字です。また体外受精は、単なる治療だけで検査を兼ねてはいません。さらにこのような技術を用いるのに生命倫理の問題を考える必要もあるでしょう（第二部第3章第4節2−4）。最近は、

iPS細胞の研究がすすみ、ES細胞が研究に使われる危険性は減っていますが、未解決な生命倫理の問題はまだまだあります。なお現在、日本では卵の提供、貸し腹（借り腹）、代理母による生殖方法は、人体は生殖の道具ではない（人間は産む機械ではない）等の観点から、一般的には行われてはいません（第二部第3章第4節5～6）。認められているのはイギリスやアメリカの一部の州に限られ、他のヨーロッパも禁止の方向にあります。

さてこのような体外受精などに比べて腹腔鏡は、ある不妊症という疾患の検査と治療法に過ぎないので、このような生命倫理の問題とは切り離して考えることができます。入院こそ必要ですが、病名によっては保険適応も可能です。そして、不妊の原因検査としては一番信頼度が高く治療も兼ねることができるので、その後の治療が飛躍的に進むことが期待できます。例えば卵管疎通検査のとき、極度の緊張により不通と診断されてしまった卵管が、実は通っていたことが判ったり、超音波検査では小さくて判らなかった子宮内膜症が発見され、その治療を行うことができたりするのです。

しかし私が今ここで述べた検査や治療の方法は一つの提案に過ぎません。検査や治療を進める上で一番大切なのは、説明と同意です。第二部（第2章第3節）でも指摘されるように、医師にもいろいろなタイプがいるでしょう。本来、無数といっていいほどある不妊の検査と治療の方法が、説明と同意もないまま、まるでベルトコンベアに乗っているようになされて行くのは問題です。ここでの医師は、信者に権威をふるう**牧師タイプ**に相当するでしょう。説明と同意さえなされれば、たとえいきなり初診で体外受精をすることになっても構いませんし、逆に（不妊が主訴にもかかわらず）内科を受診して漢方薬だけの治療を選択しても構わないのです。しかし、言われたことのみ即物的に行い、周辺の重要なことに手をつけない**配管工タイプ**の医師では問題ですね。

不妊症の治療では、このように一人ひとりの声を聞くことが大切です。やはり、治療に大切な情報を与え、患者自身の意見を確かめつつ治療を行う良き**パートナータイプ**の医師を探すべきでしょう。外来を訪れる多くの患者さんは、家族や周囲からのプレッシャーを感じている人がほとんどです。よく聞く話にお盆と正月が来るのが憂鬱……いつもいつも「子どもはまだか?」と聞かれるのがイヤという話があります。また第一子を運良く授かっても、第二子を妊娠できない（**第二子不妊**）という例も少なくありません。第二子不妊では、子どもを連れているときに電車で会ったオバサンにまで「一人っ子は可哀想」とか言われてしまいます。もちろんこんな苦言やお節介をいちいち気にすることはありませんが、このような重圧感はさらに心理的な不妊の原因になり、悪循環を引き起こします。

以上の点からも**結婚前に婦人科を訪れて、自分が妊娠可能な身体であるかチェックしておくこと**を奨めます。結婚前ならたとえ異常が見つかってもそのようなプレッシャーがなく、治療に専念できるからです。そして、できればまだ結婚も正式には決まっていない状態の早い段階での受診がお奨めです。排卵治療は1ヶ月ごとにしか行えないので、半年前に受診して異常が見つかったとしても治療は6クールしか行えません。ゆとりを持って受診すれば、ゆっくり時間をかけて治療ができます。

最後に、いろんな治療を試しても妊娠しない人へ。子どもを持たない人生だってそれはそれで楽しめるはずです。**あきらめた途端、妊娠**したというのはよく聞く話です。くよくよ考えるのはやめて、ゆったりとこうのとりがやって来るのを待ちましょう。

第3章　子どもができたとき貴方の身体はどうなる?——妊娠を机上で体験してみよう

マタニティ・ママへのアドバイス

妊娠したらあなたの身体はどうなると思いますか?　妊娠するとどのような身体の変化が生じるのでしょうか。どこまでが正常でどこからが異常なのでしょうか。くわしくは専門書に委ねますが、ここでは実際に妊娠している人への簡単なアドバイスというかたちで書いてみました。

しかし、アドバイスの第一は、妊娠したら婦人科で妊婦検診を受けることです。検診を受けて自分の妊娠の状態をしっかり把握しましょう。検診を受けていないと、とくに緊急時に診断や治療が遅れることが十分考えられます。最近はどこでも産科医が不足がちです。**かかりつけ医**を定期的に受診し、自分の状態を知っておいてもらうことは極めて大切です。

また出生前診断については生命倫理的な問題も大きく、妊娠してからではなく妊娠する前に一度は考えておいてほしい問題だと思います。

第1節　妊娠したらふだんの生活で心がけたいこと

1　食事

今は昔と違って妊娠したからといって、お腹の子と自分の二人分を食べなければいけないという時代ではありません。**妊娠中の体重増加は7〜10kgが望ましい**とされています。もちろん、体重増加に対する極端な否定は貧血、低体重出生児につながり、危険です。しかし、現実には**15kg**以上の体重増加で、難産や妊娠中毒症などの母体の合併症を引き起こす例が増えています。

食事中の構成成分で赤ちゃんに与える影響が懸念されているものがいくつかあります。

（1）ビタミン類

葉酸は水溶性ビタミンの一種で、無脳児などの発症予防に効果があるといわれています。ほうれん草などの野菜を350g程度、毎日とれば、妊娠中の女性が一日に必要とされる葉酸0・4mgを摂取できます。サプリメントで補う場合は用量を必ず守り、上限の一日1mgを超えないようにしなければなりません。

欧米でサプリメントにより過剰摂取された結果、胎児の奇形を招くことが分かったビタミンがあります。妊娠中の母親がビタミンAをサプリメントにより摂取し過ぎた結果、胎児に耳の異常が認められたことが報告されています。このような点からも、ビタミンなどの摂取はサプリメントに頼るより食事からとる方が望ましいといえるでしょう。

（2）ミネラル

魚を大量にとる人の場合、水銀の過剰摂取の可能性があると、注意が呼びかけられています。しかし、一般の人の食事で問題になることはないので、通常の魚介類の摂取に神経質になる必要はありません。

一方、現代においても妊婦に最も不足が懸念されているのは鉄です。鉄の不足は貧血を招きます。出産では平均でも200mlの出血がある上、1500ml位出血する場合もあるので、これに備えて貧血は改善しておかねばなりません。貧血の治療薬として鉄剤があります。しかし、この内服薬は副作用として胃痛を起こしたり便秘を招いたりします。サプリメントか鉄剤の注射だとこれらの副作用は軽減されます。

2　嗜好品

（1）アルコール

妊娠中のアルコール摂取により、生まれた児に知能障害や顔つきの異常が認められることがあり、胎児アルコール症候群と呼ばれています。少量の摂取でも症例の報告があり、注意が必要です。やはり、妊娠中は禁酒が望ましいといえるでしょう。

（2）たばこ

たばこは児の発育障害を招くほか、子宮の収縮も起こすので、流産や早産を招く恐れがあります。妊娠したら、児の母親はもちろん、受動喫煙を避ける必要から父親も禁煙が望ましいでしょう。

（3）カフェイン

目安として1日1杯程度のコーヒーや紅茶は問題ないといわれています。

3 仕事

妊娠したら避けたいのは、重い荷物を持ったり自転車をこいだりすることです。これらは下腹部に力を入れることになり、子宮に圧迫を加えることにつながるからです。また、夜間勤務も避けた方がいいでしょう。なぜなら、夜間の方が昼間よりも子宮が収縮しやすいため、流産や早産をする恐れがあるからです。仕事に以上のような内容が含まれている場合は、勤務先に妊娠していることを告げて、勤務内容の変更など協力を仰ぐのが望ましいといえます。

しかし、職種によってはこのような協力が望めないこともあるでしょう。また危険物を取り扱う仕事や放射能を浴びたりする危険性のある仕事もあります。そんな場合は仕事を辞めるという決断が迫られることもあります。

ただ、妊娠中に先に述べたような重い荷物を持ったり、自転車をこいだりしても、皆が皆、流産や早産をするわけではありません。全く平気な人もいます。問題が生じるかどうかは、体質が決めるといっても過言ではありません。ですから、**ほかの人が妊娠中にフルタイムで働いていたとしても、自分が同じことをやって大丈夫だとは限りません**。妊娠しても仕事を続けたいなら、まずは無理をせずにやってみて、その上で出血やお腹が張る（または硬くなる）といった流産や早産の兆候がないか気をつけていくしかないでしょう。そして、そのような症状が見られたときは、ためらわずに仕事を休むことが大切です。無理をして仕事を続ければ、流産や早産を招き、取り返しのつかないことになってしまいます。

産休はふつう産前6～8週から取れるところが多いです。バイトや自営業の場合も妊娠経過に異常がなければ、これを目安に休みを取るようにすればよいでしょう。

4　運動

妊娠中の適度な運動は、肥満を防いだり、ストレスを解消したりすることでプラスな面がいろいろ指摘されています。マタニティビクスやマタニティスイミングは安定期に入った妊娠16週以後に、妊娠経過に問題がなければ行ってもいいでしょう。しかし、仕事をしている人は仕事だけで負荷をかけていることになるのでお奨めはできません。すなわち、産休後の経過が安定している人に限って行う方が無難です。

運動の度が過ぎて子宮の収縮を起こすと、胎児に負担がかかって未熟児になったり、流産や早産になったりする恐れがあります。ですから、**運動中にお腹が硬くなっているなどの子宮収縮のサインがあれば、すぐに休息を取るか中止しなくてはいけません**（第2節4参照）。

したがって、妊娠中の肥満を防ぐといっても、このような子宮収縮の兆候がある人は運動してはいけません。**妊娠中の体重管理は運動によるコントロールではなく食事での摂取カロリーによるコントロールが基本**であることを忘れないで下さい。

5　性生活

妊娠中に性交を行うと子宮が収縮したり、感染を起こしたりする原因になります。しかし、人間では性交が種の保存のためだけに行われているわけではなく、夫婦間のコミュニケーションのために必要な場合もあるでしょう。哲学的にも性の目標は愛であって生殖ではないということを指摘されていますね（第二部第1章第3節2-2a）。しかし、そうであっても医学的には性生活を妊娠16週から28週くらいまでの比較的、妊娠が安定した人に限った方が無難です。妊娠初期では流産の恐れがあり、後期では破水などの恐れがあるからです。

6　ペット

ペット（とくに猫）の糞などから感染するトキソプラズマが最も問題です。トキソプラズマ症は生肉や土壌からの感染も指摘されています。妊娠中、このトキソプラズマに初めて感染した場合、流産、胎児の子宮内死亡、胎児の先天異常、成人後の神経異常が起きるといわれています。

また妊娠中は今までアレルギーがなかった人でもアレルギーが起きたりするので、毛なども問題になります。妊娠したら、ペットへの濃厚な接触は避けましょう。

7　薬

妊娠したら、どんな病気の場合でも、原則的にはまず産婦人科を受診した方がいいでしょう。そして、産婦人科からその病気を専門としている科を紹介してもらうのが安心です。

緊急時や妊娠前からの受診歴がある場合は、他科を受診することもあり得ます。その場合は、必ず医師に妊娠を告げなくてはいけません。

また、妊娠したからといって、今まで飲んでいた薬を自己判断で勝手に中止したり減量したりしてもいけません。例えば、糖尿病やてんかんなどでは催奇形性のある薬が一般に使われています。糖尿病では妊娠前に前もって医師に相談し、催奇形性のある経口薬からその恐れが少ないインシュリン注射に変更してもらっておくのが望ましいでしょう。

一方、てんかんの薬では催奇形性のない代わりの薬は難しいといわれています。てんかんの薬を常用している人が妊娠して、勝手に薬をやめ、急にてんかん発作を起こすと、母児共に生命の危険にさらされることになります。催奇形性のある薬といっても必ずしも奇形児が生まれるとは限りません。一人でいるときに意識を喪失して倒れる方がよっぽど危険です。このように常用している薬があって妊娠した場合は、主治医とよく相談し、**必要と診断された場合はたとえ催奇形性のある薬でも用量を守らなくてはなりません。**

第2節　妊娠による身体と心の正常な変化

1　つわりと妊娠中の精神状態について

つわりは、妊娠5週頃から起きることが多いようです。むかつきがとくに朝などの空腹時に起こるため、英語では**morning sickness**と呼ばれています。しかし、食べ過ぎもむかつきの原因になります。つまり、胃の中に常に少量食べ物が入っているという状態が、つわりを軽減することが多いようです。ただし、精神的な因子も大きいのでそれだけで解決するとは限りません。周囲のサポートが大切ですし、内服薬で軽快する場合もあるので医師に相談しましょう。しかし、症状がひどくて、水分でさえ摂取できない場合は、入院の上、点滴治療が必要な場合もあります。

一般的にこの**つわりの時期である妊娠5～12週は精神的にも安定しない時期**です。たとえ望んだ妊娠であっても、気分がふさぎがちになります。原因として黄体ホルモンの関与がいわれています。妊娠16週頃になると胎盤が完成し、この黄体ホルモンが減少するので、つわりの多くはなくなり、気分もずっと晴れやかになります。

このような事実を知ってマタニティライフを気分よく過ごして欲しいと思います。妊娠初期は以上のような理由からとかく不安を抱きやすく、落ち込んだりして、ますますつわりをひどくしがちです。この時期は食べやすいものを食べるだけで構いません。万一、ビタミン不足が心配ならサプリメントを活用してもいいでしょう。また時期が来れば気分も楽になるので、それまでは心をゆったりと持ちましょう。

そして16週頃になったら、気分が晴れると同時に今度は逆に食欲がぐっと増大します。そうなったら今度は気分に任せて食べ過ぎないこと！　体重の増加は妊娠前に比べて7～10kgが望ましいといわれています。それ以上増えると難産の原因になります。

2　おりもの

妊娠すると、おりものが増える人が多いです。白色からクリーム色ならあまり問題はありません。しかし、黄色から緑色がかった色になると、細菌性膣炎にかかっている恐れがあります。また白色でも痒みを伴う場合はカンジダ膣炎かもしれません。治療はいずれも膣錠の投与です。また細菌性膣炎を放置すると流産や早産の原因になったり、破水の原因になったりします。また細菌性膣炎のうち、溶連菌によるものは新生児肺炎の原因になるので、出産前に母体に抗生剤の点滴を投与することが奨められます（第1章第2節3（5）（6）参照）。

3　性器出血

妊娠中に出血することは経過が順調でない場合が多いです。**おりものと思っていても茶色の場合は出血**です。

初期では子宮外妊娠（子宮以外の場所で受精卵が着床した状態）、切迫流産（流産しかかっている状態）、絨毛性疾患（泡子《あわこ》などを含む異常妊娠の一種）などが考えられ、中期（妊娠16週）以降では切迫早産、前置胎盤（胎盤の位置が下の方にあり、子宮口に近い状態）からの出血、胎盤早期剥離（胎盤が胎児の娩出までにはがれるもので胎児の致死率が大変高い）なども考えられます。また妊娠時期に関係なく子宮頸癌でも出血が起こり得ます。

出血量が正常の月経量より少なく、痛みがなければ安静が一番ですが、出血が多量の場合や痛みが伴う場合は母児の命に関わる場合もあるので、まずはかかっている病院に連絡を取るか救急病院を受診しましょう。

4　お腹が張る（硬くなる）

妊娠週数が進むにつれ、胎児と共に子宮はどんどん大きくなっていきます。そのため、妊娠20週を過ぎたあたりから、正常でも子宮の収縮が認められるようになっていきます。

この子宮の収縮を人によって、お腹が張ると感じたり、お腹が硬くなっていると感じたり、お腹が盛り上がっていると感じたり、生理痛のように感じたりします。このような子宮の収縮が不規則な間隔で弱いものであれば、あまり心配はありません。とりあえず、安静にして横になってみましょう。このとき座って安静にするのではなく、なるべく横になって下さい。これは、子宮口が子宮の下部にあるので、ここにかかる胎児の重力を少なくするためです。しかし、安静にしても子宮の収縮が強くて、痛みとして感じる場合や、収縮が規則的な場合は問題です。そのまま放置すると流産や早産になる恐れがあります。とくに出血を伴った場合、その危険性が高くなります。

ふだんから子宮の収縮がないかに気を配り、安静臥床でもなかなか治らないときは、かかりつけ医に相談して、子宮収縮抑制薬などを処方してもらっておくのが安心でしょう。また妊娠中は便秘のせいでお腹が張る場合もあります。子宮収縮によるお腹の張りと区別がつきにくい場合も医師に相談しましょう。

5　乳房

妊娠すると、腹部より先に胸部が先に張ってくる人も多いです。妊娠後期になると乳汁の分泌が始まる人もいます。清潔を心がけることがまず大事です。また、授乳に備えて乳頭の手入れもしていきますが、乳頭をあまり刺激すると子宮収縮の原因になります。したがって前述のようにお腹がしばしば張る人は、乳頭の手入れは10ヶ月になってから行う方が無難です。

6　腰痛

妊娠すると、身体の関節がゆるくなります。これは、大きな子宮を支えたり、お産したりするのに好都合だからといわれています。妊娠週数が進んで、お腹がさらに大きくなると、重くなった子宮の負荷も腰にかかるようになります。このような理由から妊娠中は腰痛が起きやすい状態にあるといえます。

腰痛を防止するには少しでも腰への負担を軽くするのが最善の策といえます。すなわち、体重増加を抑えることや、腰に負担のかかる行為（長時間同じ姿勢で仕事をする——例えば掃除など）を極力避けるのが望ましいでしょう。また市販の腹帯の中には腰痛を防止するようなコルセットを兼ねているものもあります。

さらに腰痛には子宮が大きくなることで、体中の血流が悪くなっていることとも関係があるので、漢方薬の内服もお奨めです。なお、妊娠中の腰痛体操（腰をひねるストレッチなど）は禁忌と考えておいて下さい。

7 身体の痛み……頭痛、足がつる、足の付け根が痛いなど

妊娠すると、身体の血流が変わります。子宮に多くの血液が流れるようになり、血液の濃度が薄まるので貧血になりやすくなります。

このため、妊娠中は身体中のあちらこちらで血流の悪いところが出てきます。肩から首のあたりのそれは頭痛につながり、足でのそれは足がつったり、付け根が痛んだりするなどの症状につながります。

治療は頭痛薬などの痛み止めは最低限で使うようにし、漢方薬や軽い首や足首のストレッチ運動などで身体の各部を暖めて、血流を良くすることで痛みの軽減を図るように心がけましょう。

8 皮膚の痒みと妊娠線

妊娠すると、皮膚が痒くなる人があります。とくに腹部や臀部は、急激に大きくなるのに皮膚の伸びが追いつかず、ひび割れが生じることがあります。妊娠中はこのひび割れ（妊娠線という）が赤黒く見られ、産後も白く残る場合が多いです。この妊娠線を防ぐには、体重を急激に増やさないことと、皮膚の乾燥を防ぐためにクリームなどの保湿剤（マタニティ用のものが市販されていますす）を使うことなどが奨められます。ただし体質による部分が大きいので、完

全な防止は難しいです。

第3節　妊娠中の病気

1　風邪とインフルエンザ

妊娠したら、風邪をひかないのが一番ですが、なかなかそうもいきません。ひいてしまったら、あるいはかかりそうなときは早めにかかりつけ医に相談しましょう。妊娠中でも使えるような風邪薬は、無理をして我慢をしてこじらせてしまったあとでは効かなくなりがちです。

インフルエンザはかかってから治療薬を飲むより、ワクチンを打つ方が胎児に対する副作用は少ないともいわれています。小さい子どもと接する機会が多いなどリスクの高い人は、安定期に入ればワクチンを打つことを検討してもいいでしょう。

2　虫歯

妊娠すると歯茎への血流も変化するので、歯肉炎になることが多いです。そのため妊娠前からあっても症状がなかった虫歯が急に痛んで、歯科に駆け込むということがままあります。虫歯の治療で最も問題になるのはレントゲンです。やむを得ずレントゲンが必要な場合は、妊娠初期は避けて、腹部を遮蔽して撮影します。

3　アレルギー……花粉症など

妊娠するとアレルギーは妊娠前より軽減することが多いといわれています。代わりに出産後に悪くなることが多いようです。

花粉症に対してはマスクなどをして花粉を吸い込まないようにします。治療薬を使う場合は漢方薬（小青竜湯など）の内服が一般的です。

4　妊娠高血圧症候群（妊娠中毒症）

妊婦検診では、血圧や尿検査、浮腫の有無などがチェックされます。高血圧、蛋白尿、浮腫は妊娠中毒症の症状です。このうち比較的よく見られるのが浮腫です。妊娠中毒症の母体の胎児に発育遅延が見られることもあります。

治療は食事中の塩分を少なくすることと安静にすることです。認められる症状が浮腫だけなど、軽度な場合は外来でも漢方薬などで治療可能です。しかし、重度な妊娠中毒症では入院の上、安静、減塩食、降圧剤（血圧を下げる薬）の投与などを行います。産婦人科の安静は、妊婦自身のためではなく胎児のための安静であるので、しばしば苦痛を伴うほどの安静が必要とされます。場合によって、トイレ以外は横になって寝ているくらいの安静が必要な場合もあるのです。また、高血圧がひどくなって子癇発作（けいれん）などを起こすと母体の生命の危機につながるので、緊急帝王切開を行う場合もあります。

妊娠した女性が最も命を落とす可能性が高い疾患がこの妊娠中毒症です。「妊娠は病気でない」とよくいわれますが、この中毒症はまぎれもない病気です。安静には本人の自覚はもちろん周囲の理解が欠かせません。家事の軽減、上の子がいる場合は育児の負担の軽減などに、夫や姑の協力が必要だからです。

なお、胎児の発育遅延や母体の（高血圧からくる）脳内出血などの可能性があるので、重度の中毒症では未熟児施設（ＮＩＣＵ）などを併設した高次医療機関にあらかじめ転医することが必要です。また、産後も中毒症の後遺症により透析生活を余儀なくされることがあります。

5　糖尿病

妊娠して初めて糖尿病が現われる場合があります。妊婦検診でよく糖尿が指摘される人は一度、受診前に甘いものを控えてみましょう。妊娠糖尿といってあまり問題にならない場合もあります。

糖尿病かどうかの診断は、採血をして血糖値を測定することにより行います。糖尿病と診断された場合は、食事療法やインシュリンにより血糖をしっかりコントロールしなければなりません。コントロールが悪いと胎児の突然死などが起こります。妊娠していないときよりもずっと厳しいコントロールが要求されます。

第4節　出生前診断

出生前診断とは、出生前に生まれる子どもが正常かどうかを診断することです。ただし、100％正常かどうかを診断することは不可能です。とくに診断できるのは染色体の異常です。染色体は身体の設計図といわれます。人間には46本の染色体がありますが、これが多過ぎても少な過ぎても、また染色体の形が普通と違っても染色体異常といわれます。もちろん妊娠した人が皆、出生前診断を受けなくてはいけないわけでも、受けた方がいいわけでもありません。しかしとくに35歳以上の人は、生まれる児にダウン症（21番目の染色体が正常より1本多い染色体異常）の確率がそれ以下の年齢の人より高くなることが分かっているので、知識としては知っておいた方がいいでしょう。知った上で受けるかどうかは夫婦で決めるべき問題です。

今、一般的な病院の外来で行える診断法には超音波検査や血液検査、羊水検査などがあります。このうち、保険適応が可能な検査は超音波検査だけです（ただし、出生前検査としては保険適応外で、その場合の費用は数千円のところが多いです）。一方、血液検査や羊水検査はまるまる自費扱いですので施設によって違いはありますが、何万円とする場合がふつうです。羊水検査では胎児の染色体異常は判りますが、心奇形や胆道閉鎖、鎖肛、自閉症などの先天的異常は判りません。

また、一般的ではありませんが、体外受精でできた胚の染色体を調べることも一部の病院では行われつつあるようです。将来的には精子や卵の段階で染色体を調べることも技術的には可能になるでしょう。しかし、前述したように胎児の先天異常のすべてが染色体異常というわけではありません。

もし、出生前診断で異常が見つかったらどうするのかは児の両親に委ねられます。出生前診断は、アメリカでは主に障害児を受け入れるための心の準備を目的として行われることが多いのに対し、日本では障害児の発見は中絶に結びつくことが多いといわれています。このことは、出生前診断を受けるにあたり知っておいたほうがよいのではないでしょうか。なお中絶を選択する場合、一般的には、異常が見つかっても妊娠の中期以降になっていることが多いので、中絶にも出産と同じく痛みと危険性が伴います。

このように、出生前診断には非常に哲学的な問題が絡んできます。哲学的問題については第二部でも取り上げられていますので、ここでは一般に行われている出生前検査の技術的なことについて主に記したいと思います。

1　超音波検査

超音波検査は胎児を超音波で観察することにより、形態的な異常がないかを調べる検査です。ただし、形態的な異常のすべてを見つけることは不可能です。しかし、母児に対する負担が少ないのがこの検査のよいところです。

例えば、この超音波検査で発見できる疾患に無脳児があります。無脳児（脳がない胎児）は母体外では生存不能であり、いうまでもなく非パーソン（第二部第3章第3節5-2）に相当します。したがって、なるべく早い段階で見つけて妊娠を中絶するのが、母体の安全にとって望ましいといえるでしょう。妊娠12週以降の中絶は妊娠中期中絶になってしまいます（第1章第2節2-3）。娩出後にはたとえ無脳児であってもふさわしい最期の場所を与えてあげるべきではないでしょうか。

2　羊水検査

羊水（胎児が浮かんでいる水）を調べて胎児の染色体異常がないかをみる検査です。**染色体の異常は母の年齢が高齢になればなるほど、その確率は高くなる**ことが分かっています。

検査は母親の腹部から超音波を見ながら針を刺して羊水を採取し、そこに含まれる胎児の染色体を調べます。染色体を直接調べられるので、染色体の異常を調べる精度はかなり高いといえます。しかし、母親の腹部に直接、針を刺すので、流産や感染の可能性は否定できません。

なお、妊婦が高齢だからといって羊水が腐ることはありません。年齢に関わらず、羊水は出産予定日が過ぎる頃から混濁していくため、これを古くなると表現することがあります。しかし、母親や父親が高齢になるほど、ダウン症児が生まれる率が高いことが現在研究されています。

3 血液検査

血液検査は妊娠15～17週頃の母体の血液を採取し、この中の特定の物質がダウン症（第21染色体の異常）や神経管の異常（無脳児や神経管閉鎖不全など）で高い値を示すことから、先天異常を診断するものです。ただし、異常かどうかの診断が確率として表わされるので、データの扱いが困難です。具体的には、検査を行った人と同じ年齢の母体が一般的にダウン症児を産む確率に比べ、検査した母体がダウン症の児を産む確率がどのくらい高いか低いかが示されます。１００％や０％の数値はまずありません。被験者の方が高かった場合でも、例えば70％高いとか20％高いとか出たときに、それぞれどう考えるのかが問題になります。

しかし、母児への負担は軽く、費用も前述の羊水検査の半額以下の施設が多いです。

第5節　出産

1　出産は今でも命がけ

少産化の時代である現在は、とかく出産はイベント化されがちです。つまり、きれいな病院でおしゃれに産みたいということでしょうか。

しかし、**一番大事なのは生まれてくる赤ちゃん**であることを忘れてはなりません。胎児は母胎の中では温かい羊水に浮かんでいて自分を支えることも呼吸することも必要がありませんが、外の世界では自分の周りには冷たい外気しかなく、自分で呼吸もしなくてはなりません（第二部第1章第1節2）。胎児にとって陣痛は大変な試練です。胎児の心拍をモニターしていると、分娩の後期には必ずといっていいくらい心拍が低下します。多くの場合、心拍は回復しますが、中にはそのまま心拍が落ちて胎内死亡になることさえあります。そのため、心拍の回復が悪い場合は胎児仮死といって緊急に帝王切開をする必要があります。

また、**出産は母体にとっても命がけ**です。陣痛に耐える必要があるだけではなく、破水が起これば感染症の危険性があり、妊娠高血圧症候群では脳血管の破裂や肺水腫の危険性がありま す。正常な分娩経過をとっていても突然、羊水塞栓が起こって母親が亡くなるということもあるのです。出産は正常で当たり前だと考えられがちですが、実際にはこのように何が起こるか分かりません。それは一人目の分娩でも二人目や三人目の分娩であってもそうです。一人目が大丈夫だと、つい二人目も大丈夫だと過信しがちですが、**初産で何事もなかったからといって次の妊娠や出産で何事も起こらない保証はどこにもない**のです。２００７年2月、厚生労働省研究班と日本産婦人科学会の共同調査により、出産時に緊急治療が必要になった妊産婦は出産２５０件あたり１人に上り、これは死亡例の約70倍であるという報告がなされていました。ですから、常に何が起きるか分からないということを考えて出産するところを考えましょう。

現在では、病院や医院での出産が一般的ですが、中には自宅や助産院での出産を考えている人がいるかもしれません。しかし、自宅出産の危険性が高いのはもちろん、助産院での出産も何かが起きたときに手遅れになりがちです。なぜなら、病院や医院では一般的な胎児心拍のモニタリングが助産院にはないところがほとんどだからです。前述のように胎児の心拍は分娩直前にほとんどの場合、低下が見られるのに、自宅や助産院でこのモニタリングがなければそれを知ることもできません。胎児仮死の場合には緊急帝王切開術が必要ですが、助産院ではその診断が難しいだけでなく、手術は助産院では行えないので病院に搬送されることが必要です。診断や手術が遅れれば、胎児死亡になる可能性が高くなるのはいうまでもありません。病院にバックアップを頼んでいる助産院もありますが、何かが起きたときに病院の患者よりも後回しにされるのは避けられません。助産院は安価でアットホームであり、いろいろな面で魅力的な面がたくさんありますが、これらのリスクを知っている必要があります。

一方、医院は、規模が小さいほど助産院のようにコミュニケーションを取りやすいでしょう。また多くは胎児心拍のモニタリング装置があるので、胎児仮死などの異常の発見は助産院よりずっと早いことが期待できますし、基本的に帝王切開などの手術を行うことも可能です。ただ、万一に備えて病院とのネットワークをチェックする必要があります。しかし、大病院ならどこでもいいというわけではありません。大病院であっても産科や小児科がそれぞれ充実している病院とそうでない病院があります。病院の施設の充実度が分からなければ直接聞くか、近隣の医院にひとまずかかってみて尋ねるのもよい方法でしょう。また大病院では、担当医師とのコミュニケーションだけでなく、助産師さんとのコミュニケーションもチェックしておく必要があります。これらは病院のきれいさや食事の豪華さよりも大切なことです！　以上のようなことをふまえ家族で相談して出産する場所を決め、皆で生まれてくる命を祝福しましょう。

2　分娩方法

分娩には大きく分けて、普通分娩と帝王切開があります。

骨盤位（逆子）や双胎（双子）の出産や過去に帝王切開の既往がある出産では、はじめから帝王切開を行う施設が多くなっています。はじめは普通分娩の予定でも、胎児の状態（胎児仮死など）や母体の状態（重症妊娠中毒症など）のために緊急で帝王切開になる場合もあります。

以前は、帝王切開だけで普通分娩をしていないと、とくにお姑さんから一人前の母親ではないかのように言われ、嘆いていた人もありました。今はまさかそんなことはないと思いますが、**帝王切開の多くは胎児側の原因によるもの**ですので、赤ちゃん本位に考えれば非難されるべき問題でないのは当然です。

3　立ち会い分娩

最近、立ち会い分娩ができる施設が多くなっています。夫婦で相談して、可能ならぜひ子どものの分娩に父親として立ち会いましょう。しかし、その前に父親としての心構えを勉強しておきましょう。出産のとき、出産している本人は命がけなのであまり分かりませんが、客観的には血だらけの赤ん坊が産道から出てくるので、かなりショッキングな場面になります（立ち会った後、夫婦生活に支障をきたす場合もあるようです）。興味本位で立ち会うのは、真剣に分娩に取り組んでいる人たちの迷惑になるのでやめて下さい。

終章　生と性――新しい生命との出会い……第二部への橋渡し

第1節　生から性へ……そして性から生へ

第一部では、いかにして新しい生命が誕生するのか、その過程を見てきました。すべての人がこのような道のいずれかをたどってこの世に誕生しています。

女性の卵子は、胎児のとき、すでにその女性の母親（卵子にとっては祖母）のお腹の中でつくられています。すなわち、女児を身ごもっているとき、妊娠中の母は孫の遺伝子を準備していることになります！　出生後、卵子はいったん途中で分裂を中断した状態で止まっています。そして思春期になって月経が始まってから、もう一度分裂を開始して排卵が起こるのです。月経が始まってすぐは、一般に排卵は起きていません。第1章で述べたように、月経とは必ずしも排卵の後に起きるのではありません。

すなわち月経は、**下垂体からのホルモン分泌が卵巣のホルモン分泌を引き起こし、それが子宮の内膜に働くことによって**起こるのです。つまり、成長するにつれホルモンの分泌が起こり、女性では月経が発来し、その後、排卵が起こるのです。

さて、第二部で詳説されるように「生まれる」とは無からの出現を意味しています。あなたも生まれたときは自分の存在さえ分かりませんでした。が、母なる者に出会い、成長し、次はあなた自身が母になる準備が身体の中でなされているのです。

第2節　誰でも障害児を持つ可能性はある

無事に母となって、健康な子どもを授かることはとても嬉しいし、感動的なことです。この喜びと感謝の気持ちをいつまでも忘れないで欲しいと思います。なぜなら、健康な子どもを授かることに当然ということはあり得ないからです。

いくら知識が豊富でも、健康でいわゆる正常な子どもを産むことができるとは限りません。出生前診断のところでも触れましたが、出生前に正常かどうかを完璧に診断することは不可能です。また、出生後も子どもは様々な病気にかかりますし、出生後に分かる障害が成人になってから出てくることもあり得ます。

でも、障害がある子を持つことは不幸なことなのでしょうか？　生まれてきた子の四肢がなかったら？　重い心臓病だったら？　ダウン症だったら？　それは、一見、不幸な出来事かもしれません。

親は自然としては子の原因ですが、人格としては子の原因ではありません（第二部第1章第

3節2-2a)。また、遺伝病である色盲や母子感染、母体の喫煙やアルコールの摂取などが原因といわれる先天性疾患もありますが、**多くの先天異常は親が原因ではありません**。もちろん、誰しもはじめは健康な子どもを望んでいます。生まれた子に異常が見つかれば親は計り知れないショックを受けます。それは、母親にとって産後で精神が不安定な時期ならばなおさらです。

そのうえ、先天異常児が生まれると周囲からはとくに母親のせいだと言われがちです。しかし、それらはほとんどの場合が誤解であることは今まで述べてきたとおりです。誤解は様々な悲劇の原因になります。母親が責任を感じて自殺したり、逆に子どもが親を逆恨みして非行に走ったりすることもあると聞きます。離婚の原因になることもあるでしょう。しかし、同じような先天異常の子どもを持つ親の会は全国にあり、病院を通じて参加することができます。そのような会を通じて親は苦しみや悲しみを乗り越えられるだけではありません。障害を持つ子どもを通じて、人生で他から得ることのできない様々な体験をし、そのような子を持つ親でしか感じることができない人生の喜びを感じることができるのです。先天異常児を持つことは決して不幸なことではありません。

すべての親は子どもに対する無償の愛を本能として持っています。それは子どもが健康であっても障害を持っていても変わりません。「五体不満足」の中で乙武氏は、生まれたときお母様が両手両足のない我が子を見て「かわいい」と言って抱きしめたと書いておられます。また、エジソンは多動性症候群で学校には行けなかったけれども、理解ある母親のおかげで発明王となることができたそうです。障害児を持つ母は、健康な子どもを持つことより苦労は大きいかもしれませんが、その分、育っていく我が子を見ることが、より大きな喜びに変わっていくに違いありません。そのような子どもであればこそ、母親の役割はもちろん重要です。しかし、障害児であっても健康な子どもでも、母親の基本的なつとめはあまり変わらないのではないでしょうか。すなわち、それは子どものできない面、悪い面を見るのではなく、優れた面、得意な面を見つけてそれを伸ばしてやることです。

誰でも障害児を持つ可能性はあります。20代で出産し、妊娠中にタバコは吸わずお酒も飲まず病気もせず薬を全く飲まなくても先天異常児が生まれる可能性はあります。自然分娩において、脳性麻痺の確率をゼロにすることは不可能だといわれています。そのための医療費を政府が負担すれば、減少し続ける産科医が増えるのではないかという声もあるくらいです。

新しい生命…子どもと出会うことは新しい一つの人格と出会うことです（第二部参照）。たとえ障害児であっても、それは一つの人格であり、一つの人格を親が勝手に否定することは許されないのです。

無事に健康な子どもを授かった人へ。今の喜びと感謝の気持ちを忘れないで下さい。当たり前の健康なんてありません。大きくなればなるほど、大声で泣きわめくし、いたずらはするし、果ては全然勉強しないかもしれません！　でもそんなとき、振り返って考えてみて下さい。生まれたときは健康だけでも有り難いと思っていたはずです。

第3節　新しい生命との出会い……育児

母親は無償の愛を子どもに与えるべきだといっても、いつも甘いものを与えているばかりではいけません。子どもは愛の試練を通して利他性について学ぶ必要があるからです（第二部第1章第2節2）。そして、子どもを育てるのは子どものためだけではありません。最近「育児は育自」という言葉も耳にするようになりました。子どもを育てるのは自分のためでもあるのです。子育てを負担と思わず、自分も一緒に楽しみましょう。

近年、とくに都会では核家族化が進み、子育てに不安を持っているお母さんが多いと聞きます。さらに、現代は情報が過多で、その不安をますます助長する原因になっているようです。子育て論にも流行のようなものがあり、昔と今ならまだしも、数年経つだけで正反対のことが常識になったりします。しかし、人間はほ乳類ですから、産んで育てる生きものであり、本来、子どもを育てる能力は誰にでも備わっているはずです。実際、動物は、いろいろなテレビ番組を見ても分かるように、自分の本能に従って立派に子育てをし、かつ子離れをしています。人間においても、育児には本能というか動物的な母親の勘のようなものが必要な場合がよくあります。もちろん、子育てに悩んだときに相談できる人がいるのはとても心強いし、大切なことです。しかし、最終的にどのような子育てをするのかは自分自身が決めることです。子育てに関して、万人に共通なマニュアルはありません。子どもは一人ひとり違うし、親だって皆、違います。いろいろな情報を参考にするのは構いませんが、それに振り回されることは避けなくてはなりません。親として悩むときこそ、頭で考えるより身体で感じる育児を楽しみましょう！

それでもたまには、子どもを感情的に叱ってしまうこともあるでしょう。しかし、その後でよくよく考えてみて下さい。そんな子どもでも、あなたにとってはかけがえのない「我が子」のはずです！

第4節　人間の性は生殖のためにあるのではない

愛と性の結実が子どもであるとはいえるかもしれませんが、結果として子どもを授からなかったとしても、愛と性の意味が薄れるわけではありません。むしろ授からない場合の方が、愛と性の意味がより純粋になるのではないでしょうか？　**性の目的は愛**であって生殖ではないのです（第二部第1章第3節2-2a）。

現在では、子どもを授かるのに人工授精や体外受精、果ては代理出産など、いろいろな技術があります。しかし、これらはいずれも性とはかけ離れてしまった技術です。代理出産に至っては、人を「産む機械」として扱い兼ねない技術でしょう。このような技術を使う際に、夫婦は一度、立ち止まって、その方法でよいのか話し合うべきです。さらには、そもそも自分たちの結婚が子どもを作ることを目的にしていたのか、自分たちの生活に子どもが必要なのか、ということを考え直してみるのも大事なのではないでしょうか。

人間は生殖のためだけに生きているわけではありません。生物には自分の遺伝子を後世に残すことが本能として備わっています。しかし人間はそれ以上に、愛のために生きる生きものです。子どもを授からなかったとしても、恥ずべきことではありません。たとえそれが不本意であっても、人間として選択し得る人間らしい道なのですから。

第二部　愛と性の倫理

序章　最初の出会い

第1節　あなたは誰？

1　無からの出発

生まれるとはどういう意味なのでしょうか？　あなたは、最初、人間としても赤ん坊としても生まれたのではありません。すなわち生まれたとき、あなたはあなた自身だと分かっていません。なぜなら、最初生まれたときに五感（知覚）は未発達であり、あなたは最初、自分自身を五感で発見することが出来ないからです。

親にとって子どもが「生まれる」ということは生命の連続の特別な一事象ですが、その子ども自身にとって「**生まれる**」とはそうではなく、まさに**無からの意味の出現**なのです。

2　不安な自分との出会い

母の子宮内の環境は胎児の体温と同じであり、胎児は羊水に浮かんでいます。胎児は自分の体を支える必要もなく、おそらく飢えも渇きも知らずまどろんでいます。そんな涅槃《ねはん》（ニルヴァーナ）から放り出されると、そこは恐怖の世界です。身体は急に重くなって下に落ちようとしますが、自分の体を重力に逆らって支えることも出来ません。周りは空虚でつかまるものは何もありません。そこは寒かったり、暑かったりします。呼吸も自分でしなければなりません。脅威に満ちた世界で、児は恐怖の叫び声をあげます。あまりにも弱い児にとって**この世界は戦場なのです**。

そう、**生まれるものは無力感と恐怖という気分のうちに自分と出会うのです**。その感情ははっきりした恐怖というよりずっと漠然とした不安というべきものでしょう。

では不安がっているのは誰でしょう。児にはまだ自分と他人を区別することが出来ず、自我はありません。**ただ不安という気分によって規定されてここに在る者です**。不安は酸素のように、生きている限り私たちの存在に滲み込んでいます。いつもは漠然としていますが、ときには恐怖のようにその恐ろしい正体をあらわすこともあります。

気分づけられているからこそ私たちはいつでも自分を自分として発見できるのです。自分を発見させる気分には、他に悪寒、空腹、渇きのような不快感や暖かさ、涼しさ、満腹感などの爽快感といったもっと分化した感情ともいうべき気分もあります。このような**心地よい身体感覚は、赤ん坊にとって自分と世界を肯定的に受け入れる基礎になります**。またこの気分や身体感覚があってこそ、これらに対する反応としての衝動もあるのです。衝動は生命の本質をなす力であり、力こそ後述の自発性の実質です。

第2節　他者との出会いをどのように実現するのか？

1　母の懐に安らぐ

不安という気分は母親の柔らかい、しかし力強い腕に支えられ、豊かな懐に抱かれて背後に引き下がります。もちろん、母親の優しい眼差しと微笑みが「分かる」のは後（小児科医によれば四週間後）のこと。このように**赤ん坊と他の人間との最初の出会いは柔らかく強い腕と豊かな胸をもった母親なのです**。世界がその恐ろしい様相を和らげ、赤ん坊と和解し、赤ん坊を受け入れるようにするのも母親なのですから、このような母親が不在であったり、いつも冷酷、邪見であったりすれば、児の世界との和解は失敗するでしょう。

母の胸や腕の柔らかさを知るのはこの段階では唯一、触覚のみです。柔らかい胸は小さく弱い手をはね返すことなく受け入れます。そして児は受け入れられている自分自身を発見します。自分の右手で自分の左手に触ってみてください。ひとは触る右手より触られる左手により濃厚に自分自身を感じ取ります。ここに**能動的な触る手と受動的な触られる手**（「肉」という、第1章第3節参照）**が交叉しています**。ここで受動的な手は自分の手でなければなりませんが、能動的な手は自分の手であったり、母の手であったりしても構いません。児は受動的な触覚に今ここに在る自分を発見し、母の胸や腕のように赤ん坊自身の触覚のないものには自分を感じません。このように触覚を通して自他の区別（まだ非常に曖昧ですが）が成立します（この**交叉こそ、後の自他の出会いの基礎なのです**）。赤ん坊は盛んに自分の指に噛み付いたり、ひとの手を掴んで引っ張ったり、ものを口に入れたり叩いたりしますが、そこで触覚や痛覚を持つ自分の身体、つまり自分と非自分との区別を知るのです。

2　ひとと物との区別

では赤ん坊は母などの人間と家具などの非人間とどのように区別するのでしょうか。

ここに西洋2500年の哲学的伝統が働いています。ギリシャの哲学者アリストテレスは自然の本質を自ら動いたり静止したりするもの、すなわち生命と考え、生命の根源を魂と考えました。この考えは現代の私たちの日常生活の見方とも一致しています。

まず自ら動くもの（自発性）の第一のものは自分自身なのですから自分自身こそ生命の大原理であり、第二に自ら動くものは自分自身に時々抵抗します。赤ん坊が机にぶつかると机は動かず赤ん坊に抵抗しますから、赤ん坊は痛さの原因であるその机に対して怒ったりします。そのうちそのような消極的な抵抗する物から人間のような**積極的に抵抗する者**を区別することを学習します。これこそ**真の生命**です。ここに二つの生命の出会いの始まりがあります。

人格の窓である顔がどのように「認知」されるかについて最近、生理学者は顔ないし顔の特徴を有する図形にとくに反応するニューロンモジュール（神経集団）を大脳中に発見したそうです。そうであれば、出生後4週間の赤ん坊の顔ニューロンモジュールが起動すると母の優しい顔を児が認識できることになり、ここで二人の「人格」が初めて出会うことになります。

第1章　愛と性の倫理

第1節　ひとを信頼する

1　赤ん坊は柔らかいものを好む

母と出会うことで赤ん坊の不安は背後に退き、母の支えを信頼して赤ん坊は安らぎます。赤ん坊がいかに柔らかい母の胸にすがりたがるかがよく分かるハーロウの実験（1958年）を紹介しましょう。

左の檻《おり》には母チンパンジーの形をした柔らかいぬいぐるみを置き、右の檻には同じ形で哺乳瓶を持った針金のチンパンジーを置きます。そして空腹の赤ん坊チンパンジーがそのどちらも選ぶことが出来るようにします。すると赤ん坊チンパンジーは空腹であるにもかかわらず哺乳瓶を持っていない柔らかい母チンパンジーに走り寄ってその懐《ふところ》にしがみついたというのです。これは赤ん坊チンパンジーの安らぎに対する欲求がいかに強いかを示していますが、人間の赤ん坊についても同様のことがいえるでしょう。

2　他人への信頼は母への信頼から始まる

信頼は不安と対極をなす気分であり、不安と共に生きていく上で土台となる感情です。信頼は一時的な感情ではありません。たとえば、あるひとが身体をちょっとでも動かせば大地が一瞬のうちに陥没するかもしれないと考えたとしたら、そのひとは恐怖で震え一歩も足を踏み出すことが出来ないでしょう。大地の上に立っていられるのは、この大地が揺れも陥没もしないことをあてにすることが出来るから（あるいは無視することが出来るから）、つまり大地の不動性を信頼しているからです。

自らの力によって人間を支え、その支えを人間が信頼しているそのものを**自然**と呼びます。人間が落ち着いて勉強や仕事が出来るのも、自分の心臓が今、そして次の瞬間も正常に働くであろうと思い込むことが出来るからです。このように思い込むことが出来る限り私はこの自然の力に身を委ね、初めて自由に生きることが出来るのです。

私たちが生きる上で必須の信頼には、自然への信頼と並んでひとへの信頼があります。**ひと**

への信頼はまず母親への信頼で始まります。母親こそ、前にも述べたように、この不安な世界で生きる最初の支えであり、足場です。支えを必要とする自分の存在はそれだけ不確かなものだということです。赤ん坊でなくて大人でも不意に襲われたら防ぎようがありません。こんな無力な存在であるのに、ひとが生きられるのは周辺の人間が自分に悪意を持ってはおらず、自分を不意には襲わないであろうと考える（思い込む）ことが出来るからです。しかし傷害事件や殺人事件が時々発生するように、すべての者が無害ではないので、本来いつかどこかで襲われるかもしれないのです。それにもかかわらず、ひとはひとを信頼しているのです。この**対人的信頼こそ人間の存在の基礎であり、社会の基礎なのです**。

第2節　さまざまな愛

1　共棲的な愛

心と体を委ね、相手と一体になることによって安らぎを得ようという欲求を心理学者エーリッヒ・フロムは共棲《きょうせい》的愛と名づけています（エーリッヒ・フロム著『愛するということ』紀伊国屋書房）。赤ん坊の母親に対する愛は共棲《きょうせい》的愛です。共棲的愛は自分を維持するのに相手の支えを必要とするという依存的な愛、つまり非自立的愛です。この愛において、私は自分の存在の保持の確証という相手の好意をひたすら求めます。つまり共棲的愛とは一方的に相手を求める愛です。

古代ギリシャの哲学者プラトンがいうエロースという愛（プラトンの愛はすべてエロースです）もこの自己中心的な共棲的愛なのです。**エロース愛**には知的な愛（ソフィア）と感覚的な愛（ヘドネー）とがあります（通俗的には前者がプラトニックな愛、後者がエロチックな愛です）。**どちらの愛も自分の内に不足分を持ち、この不足を補い解消して自分を豊かにすることを目指し、心理的には相手の魅力に引きつけられるという受動に駆り立てられること**（passion）が特徴です。この愛で私は相手と共に在ることを求めますから、この愛が成立するためには相手との距離を取り除く必要があります。求める相手の不在（距離）によって絶え間ない不安と猜疑心、飢えと渇き、そして寂寥感が生じます。フロムはこの愛を神経症的な愛と診断します。しかも相手のことを四六時中想い続けるのは「心気症」とも診断できるでしょう。そして許されない恋に陥った者は「永遠の葛藤」に苦しむのです（映画『スター・ウォーズ』のアナキンとパドメのように）。

しかし、この不安と寂しさは恋愛という愛に固有の気分ではありません。古代教会の最大の教父アウグスティヌスはその『告白』で主なる神に向かって「あなたの許にいくまで私の魂には安らぎはありません」と告白しています。教会は信者に「十字架上のキリストはいつもあなたの訪れを待っています。愛するキリストは孤独なのです」と説教します。宗教的な愛も神が沈黙する場合このように「求める」という共棲的愛の様相を呈します。

赤ん坊の愛は真正の共棲的愛です。ところが成長した者も頼りになる相手に魅力を感じ、情熱的に（passionately＝受動的に）その相手を求めるという幼児性を脱することが出来ない場合があります。これこそ世にいう恋なのです。

恋は本質的に相手からの愛を求めるという自己中心性を持っています。それにもかかわらず、相手の内面はブラックボックスで不透明ですから、常に不確実な状態にあります。猜疑心に苛まれる恋情は、ロマンチックで小説、詩歌、音楽、映画などの格好のテーマになり、この一方性の継続から悲劇に終わることがあります。経験した者なら誰でも、恋する者は相手についての絶え間ない思い（多くの場合は恋慕）にとらわれるという敗北者の役を演じなければならないことを知っています。それゆえ、フランスの作家スタンダールは恋の勝利者になるべく、自分の恋を隠し（恋から解放されないがゆえにこれは自己欺瞞です）、相手には冷たく振舞うという男女の恋の駆け引きをあざやかに描いています（『赤と黒』）。恋の駆け引きとは自分と相手の心理を操作して相手を自分の軍門に下す技であり、ここで恋の一方性が崩れ、相互性が生まれているように見えます。しかし、相手を負かすことが動機ですから、これも本質的に自己中心的な赤ん坊の愛と同型です。

2　相互的愛

一方的に相手の愛を求めるという共棲的愛においては不安から逃れることは出来ません。ではアウグスティヌスの神への愛もそのような愛だったのでしょうか。そうではありません。彼の場合に限らず他の信仰者でも信仰生活で成熟すると神はその優しい姿を隠し、信仰は無味乾燥になります。そのときは確固たる志と意思で「一方的に」神に心を向け開かなければならなくなります。信者が「心を開く」ことによって自己中心性を超えるのですが、神が姿を隠すという「神の不在」のうちに信者は強い葛藤と不安に陥ることがあります。成長しなければならない幼児に母親もいつも甘いものだけを与えはしないように、「優しい姿を隠す」という愛の試練を通して愛は自己中心性という幼児性を脱して自分の心を開き、自分を積極的に相手に委ねる（与える）という利他性へと成長します。

自己中心的愛において相手はブラックボックス（不確実）であり、その内面は私の憶測の域を脱しません。その憶測も私の愛に役に立つ限りなされるのであり、恋とは依然として本質的に相手には盲目な自己中心的愛なのです。相手の事情を考えない愛は往々にして相手を苦しめる身勝手な行動を取らしめるまでエスカレートするでしょう。恋愛の自己中心性にははじめから反道徳的な、エゴイスチックな芽が隠れています。自己中心性を克服し、一方的に相手を求めることをやめ、そして幸運にも相手も私に心を開くとき、両者間の距離と共にこれまでの焦燥感や不安が消え去ります。不安こそロマンチックな気分の基礎ですから、**不安のない安定した相互愛からロマンチックな気分も消えて行きます。これは恋の終焉であり、**誰もが体験する恋の試練です。

3　愛と想像力と共苦

赤ん坊は扉の向こうの台所に母親がいることを想像します。この想像力がなければどうなるでしょうか。

サルの場合を見てみましょう。一集団で最下位の雄ザルに大きな鏡を向けると、このサルはどうするでしょうか。彼はさっと自分の背を鏡に向け、頭を下げ、尻を上げます。これはマウンテイングといって位《くらい》の上の個体に対する服従の印です。サルは自分の鏡像を実物のサルとして受け取るからです。つまりサルはサルにとって実物のように見えるものはすべて現実に存在すると考えるわけです。

これに対し、アンナ・フロイトの16ヶ月の（だいたい18ヶ月から24ヶ月にかけて鏡像を実物から区別する。同僚の辻弘美准教授の教示）赤ん坊は鏡に映った父の像を指して、自分の背後の父に向かって「パパ、パパ」といいました。赤ん坊は見えるものすべてが実在であるとは考えていないのです。鏡像は象徴です。**この象徴化された世界に踏み込んだ赤ん坊は、「ものは**

隠れて直接見えないものも実は存在し、また見えるもののすべてが実在ではない」ということを知るのです。

同様に、赤ん坊は見えない扉の向こうに母親がいることを知っています。この知が想像力なのです。想像力とは無に存在を与え、象徴とは存在（知覚像）を虚無化することです。これこそ人間の創造性の源であり、古代ギリシャの哲学者が人間の内にある神的な力と認めたものです。

愛に戻りましょう。**自己中心的愛を脱して相互愛に至るには、相手の置かれている情況を知ることを望むことが出来なければなりません。**それには想像力が必須なのです。相手の痛みが分からなくてどうして同情が出来ましょうか。

同情までには二段階の「共に感じる」が必要です。第一段階で相手の痛みを想像します。この想像はまだほとんど「知的なもの」で、相手に対して冷酷に対応することも出来ます。しかし、この想像力によって相手の内面へと越境して入り込み、彼の痛みを「知る」ことも出来ます。

第二段階で相手の痛みをほとんど自分の痛みとして感じます。これを共苦（マックス・シェーラー『同情の本質と諸形式』白水社参照）（本来の意味でのsympathy、Mitleiden、ひとの痛みを自分の痛みとして感じること）と呼びます。**共苦こそ成熟した愛を可能にして、完成する能**

力です。この能力によって、愛する相手の苦しみを自分の現実の苦しみとして自発的に感じ取ることが出来るのです。

この共苦の典型も信仰の中に見出すことが出来ます。アッシジの聖フランシスコは十字架上のキリストの苦痛を自分も共有しようと望み、キリストと同じように両手両足と右の脇腹に傷（聖痕）を受けました。愛において共に苦しみ悲しむことは喜びです。聖フランシスコと同時代の明慧《みょうえ》正人も、衆生《しゅじょう》の救いのために苦しむ仏陀を想い浮かべ泣きながら経を唱えました。聖フランシスコの聖痕にいわば究極の「共苦する愛」が示されています。

このように相互愛は共苦によって成立し、完成し、これにより相手と一致することが出来るのです（第三部20「ダンテを導くのはエロス」参照）。

4　愛の倒錯

（1）サディズム――相手の苦しみを十分知ることが出来ても、彼と共に苦しむことはキッパリ拒絶し、彼が苦しむことによって彼の自由を奪い、彼を支配しようとすることをサディズムといいます。それは相手の感覚も感情も意思も自分に従わせ、それらをいうなれば飲み込み根絶することを快とする欲望です。この欲望はもちろん自己中心的愛と同様、エゴイスチックですが、否定すべき対象の内面を知るという想像力を必要とします。ある男は「苦悶のうちに絶命しつつある相手の顔を見ることに逆らいがたい快感を覚える」と言っています。

（2）マゾヒズム――サディズムとは逆にマゾヒズムは痛みつけられ、侮辱されるときの自己否定的な感覚や感情の内に自分の存在の確実性を見出し、安心し、快を覚えることです。ここにもサディズムと同様、この苦痛を与えてくれる相手を必要としている点で「共棲的愛」の痕跡があります。が、マゾヒズムでは自分を相手の内で否定され、根絶することによって相手と一致することを欲します。他の共棲的愛では離れていることに苛立ち、相手への恒常的な憧れがありましたが、サディズムとマゾヒズムにおいて憧れは全くなく、相手は自分の快の単なる発生装置と化しています。それゆえサディズムとマゾヒズムは徹底的に利己的な愛です。両者は相手の一定の内面についての知を必要としますが、相手もしくは自分を否定し尽くすことを目標としているがゆえに、これらの愛は完成と同時に消滅してしまいます。

（3）人間は互いに融合しない――相手の内に融合消滅しようとする願望は、古代の宗教や哲学によく見受けられます。たとえばアリストテレスによれば、人間の精神の一部に神的な部分があり、善い人生を終えた者のこの部分は霊の世界に登って宇宙的、神的霊と合体融合すると考えました。なぜなら理性的な最高の部分は普遍的であり（争う者たちに私たちは「理性的に話し合え」と言うように）誰にも共通しており、身体を離れたときには互いに一体化すると考えられたからです。

これに対してキリスト教によれば人間の霊は人格（persona）であり、人格とは他とは融合しない知的実体です（ボエティウス）。**人格は交わりますが、決して合体融合しません**。このような人格の原型が三位一体の神です。三位の位格（persona）は完全に独立しつつ、完全に交わっています。完全な交わりは完全な独立者にのみ可能であると考えられます。そしてこの交わりが愛であり、人間の愛は神の愛の小さな似姿、うすい影のようなものです。死んで神の前に立つことが許された者は神の愛を得ることは許されるでしょうが、決して神や他の人間と一体化することはありません。

ところで仏教では実体（自性）は迷い（無明《むみょう》）に由来するとしてしりぞけられていますから、人間の魂の有無や行方はあいまいに説かれることが多いようです（第4章第4節1）。

自分を与え尽くしても自分は依然として自分であり、相手と一体化しないので、このような「与え尽くし」も交わり（コミュニケーション）以外のものではありません。自分を与えることとは自分を無くしてしまうことではなく、自分を超え出て、相手の許《もと》に立つことです。このような存在をドイツ語ではEksistenzといい、日本語には実存と訳されますが、このドイツ語はギリシャ語のekstasisの訳で、「自分を超え出ること」「脱自」を意味します。そういう意味で**人間が真に生きることが実存することであり、それは愛することであるということです。そして愛の核心は愛されることにではなく、愛することにあり、しかも相手に何も求めない無私の愛に**

あります。愛されることによって人は生きる喜びと価値を知り、愛することで愛のために死ぬことが出来ます（愛されていることを知らない者は、あのアダムの長男カインのように他人、あるいは自分を殺します）。死をあれほど恐れる者も、愛のためなら簡単に死に赴くことが出来ることを、ひとは皆、予感しています。すべての殉教の歴史、そして心中さえもそれ暗示しています。

5　母性愛、父性愛

（1）母性愛

a　無限包容と仲介――ここで母性愛と父性愛についての伝統的理解を少し図式的に考え直してみましょう。これらにはもちろん共通性がありますが、理解しやすくするため他を排除してそれぞれの典型を抽象して考えます。

母性愛の第一の意味はわが子をその全体において受け入れることです。この無限包容のような愛には盲目的愛というレッテルが貼られがちです。第二の意味は愛をひたすらわが子に向けてその善を願い、維持、促進しようとしますが、子の過ちはそれに苦しみながらも全部許容します。それゆえ罪を犯した**子は父に謝る前にこの罪を許している母に謝罪の仲介を願い出るという図式が成立します**。

母のこのような役割の典型は仏教では菩薩《ぼさつ》、とくに観音菩薩です。菩薩は阿弥陀仏《あみだぶつ》のもとにあって救いを求める私たち衆生《しゅじょう》の願いを仏へと仲介します。出家して修業することも出来ない、無力感に打ちのめされる大衆の心をとらえる他力本願的仏教の信仰がここにあります。この仲介者という役割はキリスト教（とくにカトリック、正教会）では聖母マリアが演じます。罪を許すことが出来るのは神のみですが、聖母はすべての罪人（私たちはみんな罪人です）を受け入れ、神、とくに彼女の息子イエス・キリストへと仲介します。このことをキリスト教徒は「マリアと通してイエスへ」というモットーで言い表わします。注意すべき点は、信者は聖母に祈るのではなく、神に聖母が祈ることを聖母に乞い願うということです

b　子の自立を促す母へ――さて世俗的な母性愛の定義にいつも「わが子の」という形容詞が付いているように、この愛は特定の対象に向けられています。もちろん、わが子はいわば自分の分身という性格を備えているので、この愛は往々にして単なる自己愛の様相を呈し、自分への嘆きがわが子に向かうことがあります。親子無理心中がその代表です。これに対しては「子どもは親の所有物ではない」という抗議がなされるでしょう。これとは逆に、わが子のためにわが身を犠牲にする常磐御前《ときわ》のような例もあります。子を思う哀しみの母には他人は同情こそすれ批判は出来ませんが、願わくば**母はわが子の成長と自立のためにどこかで「突き放す」ことが出来なければなりません**。この「突き放す」は最後の一瞬ばかりでなく、初めからいわ

ば構造的にいつもその要素を含んでいなければなりません。「突き放す」は母性愛の本質には含まれていませんが、親の愛には含まれています。

ところでこのような母性愛とその基盤である母性性は、確かに文化価値（人間的価値であって生物学的素質ではないの意）があり、学習して生じるものです。それゆえ20世紀フェミニズムの始祖であるシモーヌ・ボーヴォアール（サルトルの恋人）が女性性や母性性は男性社会から「押しつけられたもの」というのも見当違いではありません（『第二の性』）（言語も二足歩行も、文化はすべて学習させられたものです！）。しかし母性性は他の文化価値にも勝って高貴な徳であり、「抑制された自由」でも、抗議の叫びである「押しつけられたもの」でもありません。現代、社会的性差からの解放を叫ぶジェンダーフリーには、男性中心社会に対する抗議としては賛同できますが、すべての抑制された者の解放という攻撃的な「嫉妬と平準化のイデオロギー」としては反対せざるを得ません。

（2）父性愛

a 子を自分の後継者として見る――父性愛といえば西洋ではすぐにユダヤ教の神が連想されます。それは正義の、立法の、懲罰の、そして愛の神などという順番においてです。この順番はユダヤ教に対する偏見かもしれません。これによれば**父の第一の関心は、わが子が父である自分にふさわしく有能にして善良（忠実）であるかということです**。父は子に掟《おきて》と課題を与え、もし子がこれを破って果たさなければ怒り、罰します。神に「ふさわしい民」は約束の地カナンに入り、人間の父に「ふさわしい子」は父の地位と財産を継ぎます（父性愛はそれゆえたいてい息子に向けられることになります）。父性愛にひたる父はわが子に期待し、その目標に向けて支援し、わが子を試します。これに失敗した子は見捨てられ、他の子がその地位を継ぎます。父の試みに失敗した代表はカインですが、アベル亡き後、神はカインの末裔《まつえい》とセトに期待を寄せます。旧約聖書においてモーゼ五書の神はこのように厳しい神という印象を与えますが、予言書や詩編の神はバビロンに捕らわれたユダヤ人の嘆きと希望に応える優しい愛の神という印象を与えます。

b　権威が問われる――さて人間の父の愛において、立法と懲罰にはその資格を与える権威が伴わなければなりません。**権威を欠く父は自信喪失に悩み、わが子に放縦を許し、堕落させ、最悪の場合暴君と化し、わが子を抹殺してしまいます。**それゆえ父は自分の権威を絶えず検証し、反省し、正しい権威を維持、行使するよう期待されます。しかし現実の父はこのような純粋な父性性に徹することなく、母性性をも身につけて円満な人格にならなければなりません。

6　神の愛（キリスト教の場合）

神の愛はもちろん信仰内容ですが、歴史を通して文化の中に浸透しています。しかしその超自然性ゆえ、なかなか理解されません。神の愛の特徴を非常によく示しているのが、ルカによる福音書第15章に出てくる「放蕩息子」の例え話です。要約すると、……裕福な農家の二男が父から財産を分けてもらい、それを金に換えて旅に出かけ、放蕩の限りを尽くしました。が、我に返り、父のもとに帰って「わたしは天に対し、父に対し罪を犯しました」と言って許しを乞いました。父は哀れに思い、駆け寄って首を抱き接吻しました。そして肥えた子牛を屠り宴会を開きました。いつも父に忠実であった兄は「わたしには子ヤギ一匹すら与えられないのに」と文句を言いました。……法学者である私の友人は主人の行動を「労働法違反である」と評しました。確かに主人の息子たちに対するこの態度は人間社会の常識からいって著しく正義に反しています。正義とは「同じ仕事には同じ報酬を」（配分的正義）ですからね。

ところで人間の愛は常に愛される相手の価値、魅力を前提にしています。母の愛でさえわが子というかけがえのない価値、魅力に支えられています。これが、哲学者プラトンが説くエロース愛の定義です。ギリシャ神話や日本の神話、その他の神話に出てくる神々の愛もこのエロース愛しか持っていません。

キリスト教の神にとって単に自然的な存在としての人間にどのような価値があるのでしょうか。それは虚無ではないでしょうか。私たちは魅力があるから神に愛されているのではありません。ひとは皆、罪人です（そう、キリスト教は性悪説をとります）。それでもひとは皆、神に愛されています。

カルカッタの炎天下の路上に息絶え絶えに横たわっていた老人に、マザー・テレサが近づき跪《ひざまず》いて彼の頭を優しく抱き起こし、顔を拭きました。老人は驚いて「あなたはどうしてこんな私を愛するのですか」と問いました。彼女は「神があなたを愛しているからです」と答えました。意外な答えです。彼女は「あなたの命が尊いからです」とは答えませんでした。「人間の生命の尊厳性という価値を最大限度に尊重せよ」というのがヒューマニズムですが、キリスト教の核心はヒューマニズムではありません。では神は人間をどうして愛するのでしょうか（コプト教が用いる聖書には、キリストというひとり子を犠牲にするほど、神に愛される人間に嫉妬した天使たちが悪魔となった、とあります）。

愛の根拠は人間（世界）にはなく神の内にのみあります。「神は愛である」と福音書家ヨハネは言っています。（神の愛は私の存在を前提せず、私の存在を創造する愛です。）それが神に対する私たちの賛美と感謝の理由です。では**どうして主人はあの甘ったれた放蕩息子を許したのでしょう**。親バカからでしょうか。いいえ、**息子が心から改心し、許しを乞うたからです。このような神の愛をアガペーといいます。**

アガペーは人間の魅力には根拠を持たないので、自然には湧いてきません。アガペーはただ神から人間に勧告されるものです。「わたしがあなたがたを愛したように、互いに愛しなさい。

これがわたしの掟である」（ヨハネ15、12）という言葉がキリストの弟子たちに向けられた最後の言葉でした。好きでもないひとを愛するという徳を私たち人間は自然的には持っていません。道徳教育の課題としてよく「命の尊さを学ぶ」が挙げられますが、「命の尊さ」はキリスト教では究極的にはただ「神に愛され」、神的生命に参加することが出来る限り肯定されます。エロースはアガペーに導かれ聖化します。ダンテが恋人ベアトリーチェに導かれて神の国を巡るように（『神曲』）、人間は互いの魅力（エロース）を通してアガペーを知ることが出来るでしょうか。

7　隣人愛

隣人愛は人間の愛ですが、相手の魅力に根拠を持たない愛です。その根拠は、同情心、人間性への尊崇の念であり、これらを保証するのが神からの勧告です。

8　夫婦愛

この愛も相手の魅力が必須の条件ではありません。すなわち、夫婦愛は共棲的愛でも相互愛でもありません。結婚式の際に両者が愛を誓うように、この愛は両者の意思に根拠を持つのです。それゆえ、この愛は隣人愛と共に道徳的な行為に属します。

第3節　性

1　肉

右手で左手の甲に触れるとき、「触れる」という意図を実現する右手を道具的身体といい、「触れられる」という純粋な感覚、つまり被規定性を担うのが左手の甲であり、これを肉的身体もしくは単に肉といいましょう。性はまさにこの肉の事柄であり、しかも分析できない快感を伴う肉です（分析できないということは世界外の事柄だということでしょうか）。**肉的であることとは肉的被規定性に自分を委ねることです**。ここでは道具的身体は退き、快感に触発され、快感に身も心も委ねるとき私は無防備になるので、性行為は密室でなされるのが一般的です。それゆえ、性は一層、私的な事柄となります。しかし性は人間的・文化的現象であり、また男性と女性の間でその意味が異なります。以下、それらを列挙してみましょう。

2　文化的意味のさまざま

（1）愛を求める性

性は肉となって相手に身も心も委ねることですから、多くの場合、この「委ねる」ことによって、愛、とくに共棲的愛と密接な関係があります。ここでは愛する者たちは互いに身も心も委ね、一体化、融合することを試みます。ところが一体感の頂点には互いに自分の領域に退き、「小さな死」といわれるように独りになります。こうして一体化への期待は満たされず、肉と心の渇きはいつまでも続き、それゆえにまた「飽くことなく」一体化を試みます。一体化を試みるのは身体ではなく心の統一としての人格です。ところが、人格の古い定義「他と融合することのない知的な実体」にもあるように、人格は本性的に他の人格と交わりますが、決して融合することなくいつまでも独立性を保ちます。この説によれば、二つの人格はいかに愛し合っても決して一体にはなり得ません。恋人、とくに真剣な恋人は性に法外な期待を寄せるべきではありません。性的な結びつきは人格的な結びつきに貢献はしますが、人格的な結びつきの破綻を防ぐには無力です。

(2) 生殖と性

a 生殖は性の目的ではない――生殖の原因が性交であることは、どの文明社会においても人間や動物の生殖現象についての観察からよく知られていました。ところが、西洋の中世の神学者や哲学者は人間と動物の生殖の見かけの共通性から、まず性を人間と動物に共通な現象と見なし、次に生殖を性の目的であると考え、ここから生殖を目指さない性行為を目的違反（自然法違反）、つまり罪であると断じました（トマス・アキナス『神学大全』参照）。たとえばここから避妊を目的とした器具の使用も不道徳と考えられます。

しかし、性交と生殖の因果関係は生物学的事実ですが、結果が原因の目的であるというのは誤りではないでしょうか。雨は大地を濡らしますが、大地の濡れが雨の目的ではありません。大人は子どもの結果ですが、目的ではありません。血液の循環は心臓の拡張収縮の結果であり、心臓は血液を循環させるために拡張収縮すると生理学者（医学者）は言いますが、ドイツの偉大な哲学者カントは自然現象の目的論的性格は世界の客観的性格ではなく、人間の主観の働きである思考の構造（構想力）であると言っています。したがって、カントによれば生殖は性交の目的ではなく、あたかもそうであるように「思われる」という思考内容に過ぎません。

現代（カント以後）では目的は認識という思考によって成立すると考えられています。何も考えない心臓がどうして目的を持つことが出来るでしょうか。また動物が「生殖のために」と考えて交接しているわけがありません。動物が子を産むという目的を目指して交接するとテレビの動物番組の解説のようにいうのは、あまりにもナイーヴな擬人化ですね。生理現象としての人間の生殖も多くの点で動物の生殖との共通性があることは否定できません。しかし性の目標は愛であって生殖ではありません。「性を通して愛に至る」が『チャタレー夫人の恋人』の著者ローレンスの主題ですが、それは単なる僥倖であり、おそらく男性のファンタジーでしょう。もちろん生殖の目標も愛です。

b　妊娠と出産（第一部第3章参照）——自然とは、自己を生み出し形成するものですが、妊娠と出産はまさに自然の自己生産と自己形成の典型であり、これこそ人間も自然の一部である証明です。**両親は自然としてこの自然現象の末端と結びついたのであり、人格として（意思を持って）子を創造したのではありません。**人格としては子の妊娠と出産に証人として立ち会っただけであり、親の権利と義務もこの証人であることに由来しています。それゆえ子が親に「勝手に産みやがって」と文句を言うのも筋違いであれば、「私を産んでくれて有難う」と言うのも筋違いです。親は自然としては子の原因ですが、人格としては子の原因ではありません。このことは昔の哲学者（アリストテレス）もよく知っていました（彼は胎児の魂は外からやって来たといっています＝序章第1節1参照）。

C 性は文化現象──しかし人間の性という心理現象は人間に固有のものです。なぜならば、性が身体に基礎を置きつつも、その根本的なところから末梢的なところまで文化によって、すなわち教育によって規定されるからです。

興味深いことに、大脳を切除されたオス猫に効果的な交接は不可能ですが、大脳を切除されたメス猫には可能です（巣作り、飼育行動はだめになります）。ここから**オスの性行動に大脳がより密接に関与しているらしいことが推察されます。**人間の男性でも、難しい仕事や人間関係への思いが心を占めると、性的に不能になることが多いそうです。またストレスに男性の生殖力はとても弱いそうです。

健康増進を目的として適当な栄養を摂取することが出来るように、生殖を目指して性交することも出来ます。すなわち、性交と生殖との生理学的関係を医師の指導のもとで適切に調整することが出来ます（第一部第2章、不妊症）。このとき性と愛の相互性は後退し、性は一つの生理的能力として注目されることは避けられません。

d 性でひとを支配すること――性行為において、ひとはわが身を相手に委ね、無抵抗な状態になるので、その状態を自分の意思に逆らって強制されるとき、性は究極の服従になります。これが強姦であり、民族浄化という名の集団的強姦です。また男性には甘言や脅しで女性の抵抗する意思を挫《くじ》き、次から次へと女性を征服していく誘惑者、ドン・ファン的行為もあります。誘惑は無責任な接近であり、一種の詐欺行為です。また女性や少年少女を売春へと強制することも悪魔的な人間支配です。非常に多くの男性と性交渉を持つ若い女性もいますが、彼女はそれで男性を支配するのではなく、むしろ同性に誇示することを目指しているのです。それも一種の力への意思でしょう。ヒステリー性人格障害による乱交もありますが動機は似ています。

e 売春――現代の売春は、女性にとって性が収入の単なる手段となる場合です。ユダヤ教やキリスト教では罪と考えられましたが、他の文化圏では必ずしもそうではありませんでした。日本の江戸時代の高級遊女である花魁《おいらん》は教養や良い趣味を介して社会では高い評価を得ていました。また当時の恋愛は一般的に遊女と男の関係として生じ、文学や芸能の材料となりました。

現代では多くの国では違法行為と見なされますが、倫理的自由主義の立場では（第2章第2節2d-D　参照）「他の人間の権利を侵害しないので」必ずしも罪悪視されるとは限りません。売春を罪悪視するとしても、彼女らを罪人として軽蔑するのではなく、同じ罪人として同情共苦し、社会（私たち）は助けの手を差し伸べるべきでしょう。

f　同性愛――同性に性的魅力を感じ、性交渉を持つことをいいます。かつて性と生殖が結びつけて考えられていた頃は、同性愛は自然法違反、つまり不道徳と考えられていましたが、性道徳の倫理的自由主義的解釈が優勢な現代、同性愛は一般的に容認されています。同性愛者が互いに尊敬し、助け合う関係にあることは倫理的に推賞されるべきであると思います。

3　セクシャルハラスメント

（1）抗争する二つの情況

性という現象は生物学的現象や生理現象である前に、まず気分として人間に関わっています。気分は以前にも触れた不安を筆頭とする「人間的内面の全的規定」です。**性的気分とは官能的情況に伴う気分のことで、この気分に捉われている（規定されている）かどうかは内面から分かります**。オーストリアの深層心理学者の創始者ジークムント・フロイトのいう「快感原則」はこの性的気分に相当します。この気分に捉われるとき、自分の周りのものすべてのものが日常的な意味を弱め、性的な意味を帯びてきます。身体的には胸が動悸し、頭がボーッとします。性的な意味を帯びた中で、男性にとって女性の身体は特権的な地位を占めます。このとき女性は男性にとって性的気分を反射し、映し出す鏡となります。男性の身体は肉と化しており、その鏡（女性の身体）に手を延ばし、鏡をさらに優れた肉へと加工しようとします（ジャン＝ポール・サルトル『存在と無』参照）。これが接触、愛撫、抱擁、接吻の意味、目的です。

この性的気分に対抗するのは労働的気分です。この気分のもとでは、周辺を観察し、使用して道具とすることで、性的気分は静まります。この気分はフロイトのいう「現実原則」に相当するでしょう。これらの気分は対立しており、常にどちらかが他方を圧倒しています。

ある人が労働的気分のうちに冷静でいるときに、誰かがこの気分を削ぐような行動をとると、その人は気分が害され、「嫌悪の情」をもよおすでしょう。このことを法律学では「猥褻《わいせつ》」といっています（ドイツでは猥褻罪が1970年代になくなった！）。このようにハラスメントや猥褻は一般にいわれているような「行動の形」や媒体（TV、映画、画像など）のことではなく、本来は「労働的気分を害する」行為や媒体のことをいいます。

（2）男女の性的感受性の非対称性

男性は労働的気分のうちにあっても腕や胸を触られたり、性的画像を見せられたりしても気分が動揺することはあまりありません。男性はそれほど評価的、観察視線を意識しないので、化粧もせず、女性ほどスタイルを気にしないのが一般的です。男性はこのように基本的には「見るひと」です。それゆえ、男はポルノグラフィなど性的画像を好んで見て、そこに自分の肉（性的気分において身体は肉化する）が反射していることと知り、さらに性的気分に浸ることも出来ます。

これに対して女性は基本的に「見られるひと」（正確には「見られることを意識するひと」）です。女性が化粧するとき、自分の顔がどのように見えるか、見られるべきかという観点から自分の顔を見て化粧（加工）します。この「見る」は彼女の眼差しではなく彼女を見るひと一般の眼差しです。女性は見られているのを見ること（意識すること）で「主体性」を回収します。男性とは違い、**女性が労働的気分のうちにあるとき、身体を触られたりあるいは裸像を示されたりすると、女性の労働的気分が侵され、セクシャルハラスメントの原因になり得ます。**

ただし、以上のような「見るひと」「見られるひと」の構図は恒常的ではありません。男性でも化粧をするひともいれば、労働的気分にあるときに身体を触られることを嫌うひともいるでしょう。女性でも男性を視覚的に捉えて性的気分に浸ることは出来ますが、そこにはその男性の背景（俳優であれば役柄など）をも捉えているところが男性とは違う点です。しかし、それに多くの男性は気づいていないようです（第三部25「男の子にも貞操の危機」参照）。

（3）男性の想像力と共感の限界

この両性の性的感受性の非対称性によって、女性の体に対する男性の関心の強さは男性の体に対する女性の関心の強さと等しくありません。異性が持っている感受性は自分の感受性の延長上にはないので、とくに男性の女性の感受性に対しての想像力や共感には限界があり、この想像力や共感は学習（教育）によって補完されなければなりません。この点で性差は歴然としています。セクシャルハラスメントの多くは、この感受性の性差に対する無知と無理解に由来しています。

また女性の性欲が通常あまり強くないのに対し、男性、とくに青年のそれは非常に強く、いつでも発動可能な状態にあります。若い女性は肌をやたらに露出すれば労働的気分のうちにある男性を性的に刺激して、いらいらさせることを認識すべきです（第三部24「欲望こそが道徳の礎」参照）。

第2章　医師を訪ねる——医師と患者の関係

（非性的、労働的気分にある大人のコミュニケーションの考察）

第1節　精神が生まれる（意思の演繹）

ヒヨコや日本ザルは鏡像と実物の区別が出来ません。知覚されるものはすべて実在するものと受け取ります。これに対し、人間の赤ん坊（チンパンジーも！）は鏡像と実物を区別できます。鏡像は実在ではありませんが、無でもありません。鏡像は実物、実在を指示します。

ところで指示の代表的なものは言語です。言語こそ無の領域に忽然《こつぜん》と存在を生み出す力です。言語はすべてをはっきりと「存在するもの（存在者）」たらしめる力です。たとえば、赤ん坊が「ママ」「パパ」とつぶやくことによってママとパパが存在しはじめ、人格的出会いが完成します。すなわち、すべてはその名前と共に存在しはじめるということです。すべてに名前を与え、それらを区別する（認識する）力を精神といいましょう。こうして**精神は言語と共に生じ、私たちが「すべて」と言っているもの、つまり世界も精神と共に開き与えられるのです。**

第2節　意思

1　道徳的意思と恣意の違い

私たちは命名によって存在しはじめるものをただ受動的に引き受けるだけではなく、能動的に存在させ、それらに違った区別を与えます。存在に対するこの能動的に働きかける力を意思といいます。精神は人間的な世界を生み出すという創造力を持っていますが、精神の意思はさらに世界の在り方をも決める積極的な創造力を持っています。

意思の本質は自然的必然性に従わない能力、すなわち自由にあります。私たちは自分の意思に従って二つ以上の選択肢の中から自分の好みに合った一つを、あるいはより善いものと思われる一つを選び取ることが出来ます。自分の好みに合ったものを選び取る能力を恣意といい、より善いものを選び取る能力を道徳的意思といいます。人びとが他人もおのおの自分と同じように自由であることを知り、その自由を承認することによって市民社会が成立します。自由には恣意の自由と道徳的意思の自由があります。したがって市民社会も、市民の恣意（エゴイズム）の集まりとしての社会と、市民の道徳的尊重の集まりとしての共同体とによって成り立っています。政治的自由、社会的自由、心理的自由などはみな恣意の自由に基礎を置いており、これらを強調し、道徳的自由を軽視するとき、社会は放縦《ほうしょう》で乱れるか、（支配者の恣意だけがまかり通って）収容所のようになるでしょう（第三部23「道徳は戦いである」参照）。

2　自由な他人をどこまで支援すべきか

ここでぶつかる大きな問題は、そのように自由な他人をどこまで支援すべきかということです（なんとなれば社会はこの相互の支援によって成り立っているからです）。支援の及ぶ範囲についてはさまざまな考えがありますので、その代表的なものを紹介しましょう。支援の強いものから

a　強いパターナリズム　……A
b　弱いパターナリズム　……B
c　パートナーシップ　……C
d　倫理的自由主義　……D

パターナリズムとは、息子の幸福を願って父親が息子に代わって多くのこと判断し、実行する例に代表される態度です。

…A（P・ファインバーグ）とはたとえば意識が清明な癌患者に癌であることを教えないで癌治療を行う態度です。癌患者は中身が不明のまま抗癌剤を投与され、強い副作用に苦しみ、死の準備という終末の生き様を選択する機会も奪われます。もちろん患者には死の準備など不

必要であると言い、すべてを医師に「お任せ」したいと願うひともいます。これは両者のパターナリズム志向が一致する旧タイプの人間関係ですね。

…B（同上）は、幼児やほとんどもしくは完全に意識を失った患者に、患者の意思を確かめないまま治療を行う医師の態度です。この場合、この状況から患者の意思を確認しないで（出来ないので）、意識があれば当然意思するであろうことを忖度《そんたく》（推量）せざるを得ないので、倫理的には全く問題ありません。

…Cは相互に意思を尊重する態度（パートナーシップ）。（第3節3参照）

…Dが最初に登場したのはフランス革命に出された「人間と市民の権利の宣言」（1789年）の第4条です。そこには「他者に害を与えないすべてが許されることを自由という」とあります。同じ考えをイギリスのJ・S・ミルが『自由論』（1859年）で展開しており、これは文明化された社会、しかもそこの大人にのみ有効であるといっています。つまり自由主義は責任を担い、分別を備えた教養ある大人にのみ当てはまるというのです。これは**倫理的自律性**であり、このような**大人の間にあっては他人に迷惑をかけない行為は許すべきであり**、それによって彼が堕落するとしても彼の自業自得であり、市民の自由（恣意）を守るためには許容されるべきだという考えです。たとえば、ヘルメットをかぶらずにバイクに乗る行為は本人以外の誰の権利を侵害するのでしょうか。シートベルトをしない運転手はどうでしょうか。このように道路交通法における国家の態度にはパターナリズムの傾向が強いですね。国家は国民の自己責任の範囲を超えて国民の生命財産を守ってやろうとしているようです。他人の自由を尊重することはA＜B＜C＜Dの順で強度を増します。Aでは相手を赤ん坊扱いします。Dは自由放任。相手の福祉と道徳性に対する関心はA＞B＞C＞Dの順で減少します。Dではほとんど無関心です（第三部13「良きパターナリズムもある」、14「有名受験校のパターナリズム」、26「人間関係をパターンに分類してみよう」参照）。

3　道徳と宗教の違い

道徳的規範の立法者は各人の精神です。この規範を破っても基本的には各人が良心の呵責を持つのみです。すなわち、各人は道徳的自律性を持っています。

これに対し、宗教的規範の立法者は超越者（神など）です。この規範を破った者は超越者の意思に反したのであり、超越者に対して罪を犯したのです。道徳においても宗教においても後悔は必要ですが、宗教ではさらに超越者に謝罪しなければなりません。超越者は謝罪する者の罪を赦すでしょう。精神の自律的働きである道徳ではこの謝罪と赦しが欠けています。それゆえ宗教は人間関係を律する倫理や法律に類似していますね。

聖書に書かれているように、あの放蕩息子は後悔し、謝罪します。そして父は彼を赦します

（第1章第2節6）。ここに宗教の本質があります。こうして信者は互いの負い目を赦し、そして超越者に赦しを乞います。人の罪をいつまでも糾弾する者は、自分もその糾弾によって裁かれるでしょう（第三部11「宗教と道徳は別もの」）。

第3節　医師の性格類型

パターナリズムと倫理的自由主義をよく理解すればここの議論はほとんど自動的に整理されます。アメリカの医療倫理の本にはよく次のような医師の性格類型が載っています。

1　牧師タイプ…A　信者に権威をふるう

牧師が信者に対するように、医師は常に患者の善を思い実行しなければならない、と古代ギリシャの医学者ヒポクラテスの善行原理にあります。この原則は医師の一般的な行動コードですが、このAタイプの医師は、患者は少なくとも治療に関しては無知であり、しかも何が自分にとって最良か知らないと考えるがゆえに、医師は患者に情報を与えることなく一方的に患者の行動コードを決め、患者に強要します。患者は従順な羊のように医師に従い「お任せ治療に」に身を任せます。これはパターナリズムそのものですね。

2　配管工タイプ…B　言われたことのみを即物的に行い、その周辺の重大なことには手を

つけない

患者との接触は最小限度で、非常にサッパリしていて安上がりのようですが、専門職としては無責任です。疾患の徴候を見落として訴えられるタイプですね。当人の性格によるか、悪い医学教育の犠牲者というべきでしょう。患者としては避けるべきタイプです。このような医師を好む患者は医師嫌い、病院嫌いで、自分の健康に関心が薄い人が多いでしょう。疾患が見つかっても最小限度の検査で切り上げてしまいます。

3 良きパートナータイプ…C　患者には治療に大切な情報を与え、患者の意思を確かめつつ行動する

医師と患者の良きパートナーシップを基礎づけるものは契約関係です。法律といえば、以前は一般的な無知から（医学教育の欠陥から）医療には無関係な事柄だと考えられました。しかし、医師に医療行為を行わせる根拠は患者と医師との間に交わされた契約にあります。これは当事者（医師と患者）の理論的な自覚には無関係に妥当します。ちょうど物理学を知らなくても、万人が物理法則に従っているのと同じです。医療行為は民法第656条の準委託契約によって開始します（通説）。ここで両者は契約書を交わすことが必要条件ではなく、単に「患者の医療を受けるという意思の表明」と「医師（病院の窓口）の受託」で契約が成立します（契約とは、罰が伴う二人以上の意思の合致をいいます。罰が伴うとは、法的強制という効力が伴

うということです）。パンを売店で買うのと同じです。売人が代金を受け取ってパンを渡さなければ横領罪（はじめからだます意思があれば詐欺罪）で罰せられます。

次に、この**契約で受託者である医師には、業務に関して適切な報告をする義務が生じます**（６４５条）。この「報告」には、いわゆるインフォームドコンセントのための情報も含まれています。ですから、インフォームドコンセントはこの頃流行りの良い習慣でも、開明的な医師の美徳でもなく、知っておかなければならない法律的義務なのです。しかしこの義務はあまり守られてはいません。良きパートナーシップは専門性を介して二人以上の平等な人間が一つの目的のために働く関係です。そして医療行為は自由な趣味の領域ではなく法的拘束性を伴った事象だということです。

第４節　インフォームドコンセント（以下、ＩＣという）

（加藤加茂編『生命倫理を学ぶために』世界思想社　Ⅱ・Ｃ参照）

パターナリズムは患者の意思を無視してＩＣを否定しますが、これに対立してパートナーシップは患者の意思を尊重してＩＣを肯定します。現代は以前と比べて医学と医療技術が進歩し、医療情報が増大し、医療方法も多様化しているので、**患者が医療側から患者の疾患についての**

情報を受け取り、治療を受けるか否か、またどのような治療を受けるかについて医療側と同意することが出来なければなりません。ＩＣを貫いている思想は医療に固有なものではありません。これは医療ではむしろ、他の領域でよりずっと遅れて理解され、導入された**人間的コミュニケーション一般の原理です。**

ＩＣは前述のように、人間関係を契約でつくるという近代の思想に由来しています。19世紀のイギリスの法制史家メインは、近代社会を「身分から契約へ」というモットーで表現しました。近代以前の人間関係は生まれつきの身分によって決まりましたが、近代以降の人間関係は、ひとが皆、身分から解放され、自分の意思によって、そして他の意思との自由な合致によって決定されることになりました。こうした契約論から民主主義も理解されるでしょう。ＩＣはこのように人間関係における一つの在り方ではなく、私たちが一致して肯定している民主社会の基本原則なのです。

1　その否定論

患者は自分の病状を知ると衝撃を受け、治療効果とＱＯＬ（生活の質、後述）を低下させると考えられます。とくに癌などのような致命的な病い（と受け取られる場合）の告知がそうです。医師には患者は疾病に関しては理解力が欠けているように見えます。患者はとくに自分の疾病についての否定的な状況を認めたがらないので、医師からの情報には否定的な態度を取りがちになります。この否定的な態度からも分かるように、患者は聞いてもすぐ忘れるのです。

たとえば、(心臓病の診断になされる血管造影検査のような)若干の危険が伴う検査が行われる場合を考えてみましょう。患者はこのような検査について聞けば怖じ気づき、そのため医師は詳細な説明を躊躇します。しかし、医師はこの検査に伴う危険について充分説明し、患者の同意を得るべきです。これはちょうど旅行に伴う、予想される危険性(事故、犯罪など)について旅行代理店は知り得る限り顧客に情報を与えなければならないのと似ています。否定派の医師は患者が患者自身に有益な、つまり合理的な判断が出来ないと考え、なるべく患者のため「判断してあげた方が」効率的だと考えがちです。しかし患者にとって、**「自分のことは自分で決定する」ということを自覚する方が重要ではないでしょうか。ICはこの自己決定に必要な最少条件です。**

以上の否定論はそっくりパターナリズムの主張であることが分かります。このような医師は患者の善を願うのですが、患者の人格の独立性をなかなか認めたがりません。医師の善行原則は医師がよくやる「有用な嘘」(アリストテレス)を合理化します。

人間は自由意思をもって自分の在り方を決めなくてはなりません。私たちは互いに自由を促進するよう努めるべきです。ところがパターナリスティックな人間は、相手の行く目標を指し示し、歩む道ばたで大小の障害物を取り除き、相手を確実に目標に到達させようとします。この行為は相手から自由を奪い、相手の後見人であろうと望みます。この望みは善意あるいは怠慢という名の「権力への意思」です。

2 肯定論

（1）知る権利

a 契約から――医療は準委託契約であり、受託者である医師にはその業務について報告する義務があります。そして患者にはそれを要求する権利があります。この報告義務の限界は医療の専門性と患者保護の必要性にあると考えられます。

b ドイツのニュルンベルク戦争裁判（1946年）から――この裁判は被験者の同意なしになされた人体実験を断罪しました（「人体実験に関するニュルンベルク綱領」）。これよりICが患者の権利として認められるようになりました。

c 消費者運動から――1960年代の初めにアメリカで始まったこの運動は、患者が受け取る診療の内容を知る権利意識を呼び起こしました。その十年後にアメリカでのICについての認識はすっかり変わってしまいました。

d コミュニケーション論から――治療は二人の人格である患者と医師のコミュニケーショ

ン的な場です。診断と治療の技術が高度化する現代、このことはよく理解されなければなりません。医師には、医療能力を増し自信を強めるにしたがって、医療の専門性、治療の専断性を強調する傾向が出てきて、このコミュニケーション的性格を軽視しがちになります。患者は臆することなく医師にいろいろ質問すべきであり、医師もそれによって学ぶことも少なくないと思います（私は大学の講義で学生に質問される度に自分の説明の偏りを自覚させられる！）。

e QOLの多様性から――QOLとはquality of lifeの邦訳で、生命の質とか生活の質の意味で使われます。これは他の人間と比べて自分の生命の質が高く大切であるというような人間の道徳的価値や功利的価値をいうのではなく、単に自分自身の生活の充実感、気持ち良さといった心理的肯定度に過ぎません。一般には、うるさい病室より静かな病室の方がそこの患者のQOLは高いし、痛い注射より錠剤の方がQOLの高い治療といえるでしょう。医師は患者のQOLの維持増大を目指すべきですが、何が患者のQOLかはその患者に聞いてみなければ分かりません。

QOLには、

e―1 感覚的QOLがあります。たとえば感覚的苦痛のなさがそれです。

e―2 身体的統合感というQOLもあります。たとえば乳癌の場合でも乳房を温存しておくことなどがあります。

e-3　日常生活が維持されるQOL（五感健全、歩行、おいしい食事、性生活）も考えられます。

e-4　患者自身の道徳、世界観、信条との一致すること、これは医師によって無視されがちなQOLです。たとえばある宗教の信者は輸血を忌み嫌います。彼らにとっては病気の治癒というQOLより、掟の遵守のQOLの方が高いのです。掟の遵守が他人の利益を損なわない限り、医師にはこの要求に応える義務があります（現在の判決でもそうです）。患者の要求にはこのような宗教的なものもあります。それゆえ、とくに末期患者には心理的、宗教的カウンセリングがあるのが望ましいと思われますが、なかなか難しいのが現実です（専門家が少ない）。少なくとも医師は患者とよく話し合って患者をよく知る必要があり、それにも医師の教養が不可欠です。

e-5　安全な検査と治療に伴う安全感というQOL――かなり日常的で危険な検査の代表的なものはX線の被曝でしょう。医療者がむやみにたくさんX線写真を撮るとき、患者は「大丈夫かなあ」という恐れを抱くでしょう。清潔なベッドや機器、無犯罪なども大切なQOLです。

e-6　医師、患者、親族の対話の重要性から――医師は、患者の病状を患者の親族に開示し、患者自身には隠すことが往々にしてあります。また親族もこれを希望します。

たいていのひと（医師も）は自分の病状は自分に知らせて欲しいと考えますが、親族である患者の病状になると途端にパターナリスティックになり、秘密主義者になります。ほとんどの家族はこのようにパターナリスティックな人間関係なので、医師がいったん親族と話し合えば、患者とのＩＣは否定されてしまいます。これを避けるためには、はじめから三者間の対話が重要になってきます。とくに親族間のＩＣについての日頃からの対話が大切です。

e-7

死期の告知から（死そのもの意味については第4章参照）——身近に迫る死期を知ることの意義を否定する立場があります。その一つは死期を知って何の得があるかという功利主義的な立場です。私たちはいつ何時も生きる希望を持って肯定的に生きるべきだというわけです。しかし死期の知識も多くのひとにとってはＱＯＬであり、非常に価値のある事柄です。否定派は、死期の知識は患者に衝撃を与え、絶望させ、死期を早めることもあり得るといいます。確かに誰も死期を告げられて衝撃を受けない者はありません。しかしキュウブラ・ロスなどの多くの研究は、たいていのひとが初期の衝撃期や怒り期を経てゆるやかに死との和解に至ることを教えています。この和解に至る道はひと様々ですが、できれば医師が患者とはじめからパートナーシップの関係を保ち、患者を精神的に支援することが望ましいでしょう。

間違っても無関係な親戚などが不用意に死期に触れることはあってはなりません。間違った告知方法は患者を死に追いやることがあります。

第3章　生命とその開始

第1節　生命の本質

1　自発性と内面性

生命はいつ始まるのでしょうか。生命そのものは出生以前の母の胎内で始まります。すなわち、生命はまず受精卵として始まり、胚の時期（体外受精では胚の時期になってから母親の子宮に返します）を経て胎児のかたちになっていきます。これらにはまだ世界がなく、自分をまだ登場させていないので、私たちは命名して純粋な対象として考察することが出来ます。

動物的生命とは何でしょうか。まず生命を考える者が生命であるという当たり前の事実から出発しましょう。**生命である私は**「生命として」自分をどう眺めているのでしょうか。それはまず世界の内にあって自他の区別を知っている者として、しかも**自発的に意識している者**として眺めています。これを「私」と呼べば、これは世界に対して「痛い」「心地よい」などの**自**

分の「**内的領域**」を持っています。これを内面といえば、内面は感覚するすべての動物も持っています。

すなわち動物的生命の第一の特徴は自発性と内面性です（M・シェーラー）。ギリシャの哲学者アリストテレスは生命と自然をほぼ同一視し、その原理を魂に置きました。魂とはそのものを自発的に動かし、止める原理であり、その運動には植物の生殖、動物の感覚、人間の思考があり、それぞれに固有な魂があるとされます。ここで大切なことは、ここに自発性と、それによって世界から区別される内面性がはっきりと認識されているということです。自発性には動きの程度にも現われているようにさまざまな段階があります。この世で最も自立的に動くものは人間の自由な精神です。それゆえ精神こそ生命の代表者であり、生命現象の目標です。このような考えは西洋的ですね。生命現象の目標を直線的に、しかも不可逆的に立てなければ、ヒンズー教的、仏教的な縁起説が登場します。これによれば生命は異種間で循環します。そして精神も他種との間で循環します。しかし、悟った者はもはや精神としてではなく、むしろ無として生命の循環を脱するといいます。

2　日本のアニミズム

日本には今も「すべてに命が宿る」というアニミズムが強く生きています。これによれば石や川のような無機物にも生命が宿ると考えられます。これはおそらく「すべてに仏性がある」（「皆恣有仏性《かいしつゆうぶっしょう》」）という仏教の本覚《ほんがく》思想の伝来よりはるかに古いと思います。アニミズムから強い影響を受けている者は、死者にも魂が宿ると考え、献体を難しくし、脳死体を死者としてなかなか認めようとはしません。生態論は自然環境を有機的システムとして捉えますが、アニミズムは一つの石に独立した魂を認めますから、生態論とは異なっています。アニミズムは生命の自発性という原理を否定するがゆえにすべてを生命と見なしてしまいます。

第2節　人間の生命と死

1　生命と死の多様性

「あるものが生きている」という場合、「あるもの」が何を指すかによっていろいろな段階が生じます。

（1）シャーレ上の生命――シャーレ（皿）に乗っている死体の一部（細胞）の示す生命反応を生命と呼べば、脳死体も生きています。死体の一部はしかし細胞組織であって、人間ではありません。

（2）臨床上の生命――名前を持つ誰かとしての生命であり、これを人間の生命といいます。

医師にとって生者とは臨床上の誰かの生命です。脳死体（者）は臨床上、生き返らない死者です。

（3）愛する者の生命――私が愛する者とは、そうではない他人とは異なり、日常的に「深く思いを寄せる」人間です。この生命の特質は、その死を考えるとはっきりします。この死に直面することをドイツの哲学者カール・ヤスパースは限界状況と名づけます。ヤスパースは、ここで人間は超越者の前に立つといいます。つまりそこで私たちは自分の思い、能力を超えて、生命の深淵な不可思議、また儚《はかな》さと哀しさを徹底的に想い、感じるのです。医師は通常、自分の親族を診断治療しないそうです。なぜなら愛する者を冷静に観察し、治療することは難しいからです。

（4）私の生命――すべての事柄に対し、私はここから自分と関わり、眺め、判断します。また、いつもそれらに向かいつつある存在であり、その死を人間的に超えることは出来ません。ヤスパースは自分の死に直面することも限界状況と言いました。

（5）神の生命――生命の本質が自発性、内面性にあるとすれば、神を信じる者はこれらの原理を最高度に満たす神こそ生命そのものであり、他の生命は神の生命に与《あず》かって初めて活かされている生命であると考えます。

2　人間の生命の尊厳

児童が殺されるたびに「命の尊さ」の教育の重要性が叫ばれます。しかし「なぜひとを殺してはいけないか」という問いには、答えに窮するのではないでしょうか。この問いは哲学的であり、また神学的です。哲学者カントは以下のように考えました。

（1）人格は絶対的価値――尊厳とは価値であり、価値には相対的価値と絶対的価値があります。相対的価値とは類似のものの間で比較される価値であり、市場価値ともいわれます。それらは他のもののためにあるものとして見出される道具や役割としてあります。たとえば、あるダイヤモンドには他のダイヤモンドと比べ、より一層、鑑賞ないし装飾の「ためのもの」という手段において道具的、市場的価値があるといいます。これに対し絶対的価値とは他とは比較できない至高の価値です。すなわち、他のものの手段（道具）には決してならず自己のみを目的とするもの、つまり人格の価値をいいます。苦しさから逃れる手段としての自殺や自分の欲望を満たす手段としての殺人は、絶対的価値の否定にあたります。

（2）人格は小宇宙――人格は何を目的に存在するのでしょうか。人格の本質はその道徳的主体性にあります。そしてその根拠は（道徳的）自由です。人格は自由であることによって、自分と自分の小宇宙をいわば無から創造します。それゆえ殺人は一つの宇宙を壊滅することです。

（3）道徳律の無条件的妥当性――「ひとを殺すなかれ」は道徳律です。道徳律であれば、「ひとを殺すなかれ」が「社会の平和のために」といった条件つきではなく、無条件に妥当しなければなりません。また、理由が見つかれば道徳は功利の手段と化します。それゆえ「なぜひとを殺してはならないか」に理由が見つからないのは当然なのです。

カントは以上のような三つの事柄から、人間の尊厳という価値を基礎づけました。しかし、人間は何といっても絶対的存在ではありません。正義や愛のために生命を犠牲にすることもあるし、国家、共同体に命を捧げることもあります。それら共通善の価値（価値と認める限り）は個人の生命に優先することがあります。死刑の問題もこれに関係しています。

（4）神学的な根拠――キリスト教的には前に述べましたように、人間（被造物）の価値は神に愛されていること、この一点に関わっています。なぜなら、神の愛に応えることによって人間は神の生命に与かることが出来るからです。しかし、神と人間のこの真の交わりは、この世という時空においてではなく、あの世においてのみ実現され得るのですから、この世は一回限りの旅路ですね。

第3節　人間の生命の開始

人間の生命はいつから始まるのでしょうか。まずいろいろな立場からの考え方を紹介します。

1　受精をもって開始する

（1）発達の連続性――受精の瞬間にその後の成長を促すＤＮＡのすべてがそろっています。そして出生まで連続的に成長し、ここに飛躍はありません。17世紀まで胎児は母の一部と考えられていましたが、現在では独立した生命体として認められています。

（2）常識は妊娠をもって「子を宿す」といいます。

（3）カトリック教会の立場では、魂は神の直接的干渉によって宿るとします（この考えはアリストテレスに由来します）。これに反対する神学者もいます。

（4）民法886条では「胎児は相続については既に生まれたものとみなす」（みなし条項）とします。すなわち子が胎児であるときにその父が死んだ場合でも、子は遺産を相続します。

2　着床（受精卵が子宮にたどり着く……第一部第2章第1節　妊娠の成立、参照）をもって人間の生命が開始するという立場

3 **母体からの独立度**がめやすとなり、成長度に比例して独立性が増すという考え。

4 **出生**をもって人間の生命が開始するというのが民法の（相続以外に関しての）一般的な立場です。

5 パーソン化

（1）パーソン論——1970年代、オーストラリアの倫理学者M・トゥーリーは胎児の生存権を否定するパーソン論を発表し、中絶の理論に大きな影響を与えました。パーソンとは、第1章でも述べましたが、日本では人格と訳されます。その伝統的な理解では知的存在（実体）を意味しますから、人間以外の「知的生命体」をも含みます。しかし、パーソン論におけるパーソンの意味が、この伝統的な意味とかけ離れているという理由から「人格」と訳さず、日本語でも「パーソン」のままを用語としています。

さて、トゥーリーによれば**パーソンは自己意識を持ち、生きたいという願望を何らかの方法（形式）で外部に表現することが出来る存在です。**生かされる権利、つまり生存権を持つ存在は、このパーソンであることが必要だというのがこの理論です。胎児には意識はあっても自己意識はない（自分が自分であるという認識はない）と考えられますし、「生きたい」と表現しないのですから、生存権はないと判断されます。この理論では嬰児、重度障害新生児、重度認知障害者、植物状態患者、無脳症児なども非パーソンの範囲に入ります。

この理論は結果的に何をもたらしたのでしょうか。これは人工妊娠中絶の理論的な正当化を促進し、フェミニズムにも影響を与えました。その他、治療停止や生命維持装置の取り外しを正当化する運動を強化しました。ところで、これは胎児や弱者を極端に軽視し差別する大人中心主義であり、現代の強者の利己主義に対応するものといわれ、伝統的な人格の概念からは離れてしまっています。ではこの理論においてパーソンという概念はどのように伝統的な人格概念（知的存在という意味）から離れていったのでしょうか。

人格（**persona**）の伝統的な理解によれば、それは前にも述べたように、知的実体を意味します。しかし、知性はその生理的心理的条件下では（つまり未発達、睡眠、酩酊、昏睡などという条件下では）潜在化します。トゥーリーは人格のこの潜在性を否定し、人格概念を著しくせばめてしまいました（天使化）。人格を知性の現実的活動状態と見なせば、ここに知性の程度に従って無限の差別、階層化が行われます。これは新しいカースト制ではありませんか。近代のヒューマニズム（人間主義）を支えているものは人間の知性です。ここに知性を極端に強調するパーソン論が生まれる素地があります。これはヒューマニズムの一つの帰結です。

（２）修正パーソン論——フーゴー・エンゲルハートはこのパーソン概念の狭さを批判し、

パーソンの定義に「**社会的意味**」を加えました。妊婦は自分の腹の中の子の健康と成長と出産の無事を「願い」ます。この恒常的な「願い」という志向はまだかなり一方的ですが、母子のコミュニケーションであり、社会性です。こうして胎児はすでに家族生活に参加しています。胎児はこの社会性によってパーソンなのです。これがエンゲルハートの修正パーソン論です。ここでは社会的意味が知性主義に取って代わる（知性がなくても社会性があればよい）のですから、パーソン概念は一気に非人間の領域にまで拡大します。飼い犬と飼い主の間には、かなり濃密な心理的交流という社会性が存在します。このように修正パーソン論においては、社会性を持った胎児やペットにまでパーソンの概念が拡大されました。

第4節　新しい生殖方法とその倫理

（塚崎　加茂編『生命倫理の現在』世界思想社　Ⅳ・1参照）

現代において医学と医療技術の発達は様々な生殖方法を開発しました。その技術を用いてもよいか否かを考える道徳的・倫理的基準は三つあります。一つはカトリック教会に代表される自然法の視点、もう一つはこれと重複していますが家族道徳ないし夫婦道徳の視点、三つめは倫理的自由主義です。

自然法とは、前にも述べましたように、人間はどうあるべきかという掟（規範）は各人の理性的判断に書き込まれているという考えです。人間の自然（＝本性）の本質は理性にあるので、自然法は理性法といわれてもよいと思います。ひとはよく「自然に逆らうのは良くない」といいますが、ここでいう自然は理性を指しています。理性の声とは良心の声です。しかし良心の声を純粋に聞くのは易しいようで非常に難しいのです。良心に逆らって囁かれるのは欲望ですが、欲望はたいてい、知的によく合理化され、正当化されて良心を圧倒しています。それにもかかわらず、私たちは常に良心の声に耳を傾け、自然法に従わなければならないというのが自然法論の立場です。すなわち、自然に逆らった生殖方法は良くないというのが自然法論の立場といえるでしょう。

家族・夫婦道徳において、子どもを持つということが、夫婦間の忠実（内的、外的）を示すものという考えがあります。しかしこの掟は、結婚の理性的な本質から導き出される掟なのか、キリスト教の考えるように神の定めた掟（神法）なのでしょうか？　もしくは夫婦の合意（契約）の内容に過ぎないのか（結婚の契約に子どもを持つことが含まれるのか）、あるいは単なる自尊心の働きなのか（不妊であることは自尊心が許さないのか）疑問が残ります。

倫理的自由主義は前に見ましたが、最初に登場したフランス革命に出された「人間と市民の権利の宣言」（１７８９年）の第４条では「他者に害を与えないすべてが許されることを自由

という」とあります。単なる技術的可能性から、あるいは好みから、あるいは病院の営業上の都合から決められる傾向が強いのは極めて残念です。

1　人工授精

不妊の夫の濃縮精液を妻に用いるＡＩＨ、あるいは非夫の精液を妻に用いるＡＩＤ（ＤＩ）【※1】があります。ＡＩＨであっても「自然に逆らうから」良くないという自然法の立場があります。が、ここでは何が自然なのかが問題です。技術を用いるからでしょうか。しかし医療はすべてこれ技術です（近代医療を否定するキリスト教系のセクトがアメリカにあります）。ＡＩＤ（ＤＩ）は肉体関係のない姦通でしょうか（現行法にはもう姦通罪はありませんが）。しかし、精神的でも、性的でもない不倫というものがあるのでしょうか。また生まれてくる子は誰の子で、夫はこの子を認知する必要があるのでしょうか。

2　体外受精

妻から排卵直前の卵子を採取して体外で受精させ、それを子宮に戻します。ここでも反自然だという抗議がなされそうです。利用者の経済的負担はかなり大きく、また一回で成功するとは限らないので、この方法が繰り返されるとますますその負担が大きくなります。また未使用の受精卵はどう処分されるべきでしょうか。ゴミ汚物用のゴミ箱に捨てられても構わないでしょうか。せめて薬品で焼却されてから捨てられるべきではないでしょうか。

3　卵の提供

妻の卵採取が不能の場合、非妻の卵を体外で受精させ、この受精卵を妻の子宮に移植する方法があります（5代理出産　a借り腹、参照）。不倫の誹りは弱まりますが、子と母の関係はいよいよ不明になります。「母であることはいつも確実である（mater semper certa est）」というローマ法以来の考えは現代においてあやしくなりました。

4　凍結保存精子

精子は卵子同様、人間ではありません（昔、精子は微小な人間と考えられました）。精子を採取することにも、凍結保存することにもその男性の同意を必要とします。男性の死後、その精子によって生まれた子を認知する父は不在なので、その子は嫡子《ちゃくし》の身分を得ることは出来ません（最高裁判決）。凍結保存は自然法（つまり道徳）に反するという立場もあります。日本の法と裁判所の判断基準は、最後は社会的認識というポピュリズム（voco populi voco Dei. 民の声は神の声、マルシリウス）ですから、将来認められる可能性は否定できません。

5 代理出産

a 借り腹（ホストマザー）――妻が妊娠を避けるとき（妻の病気、世界旅行など）、夫婦の受精卵を非妻に移植して妊娠出産させます。すなわち、卵の提供は妻でこれを夫の精子と体外受精させ、非妻の子宮に移植します。腹をすっかり借りるのですから当然、妻と非妻の間に妊娠出産の契約が必要になります。それには非妻への報酬も含まれ、契約は商売になり得ます。

b 代理母（サロゲートマザー）――非妻の卵で非妻が妊娠出産する場合をいいます。養子との違いは精子が夫のものというだけです。生物学的には子の父は夫ですが、誰が母かは不明で、性と生殖がほぼ完全に分離しています。

aやbのような状況下で生まれた子が障害を持っていたり、流産になったりしたとき、契約はどうなるのでしょうか。契約を交わした非妻が妊娠や分娩で死亡する可能性もあります。当事者はこれらの事柄を契約で取り決めようとするでしょうが、わが国の民法90条には「公序良俗に反する契約は無効とする」とあり、裁判所はこの契約を無効とするでしょう（２００７年3月最高裁は代理出産の出生届不受理を決定。第三部17「代理母　依頼する母　請け負う母」参照）。そのとき改めて誰が母か、損害賠償（報酬は取れない）、養育権、訪問権などの帰属者が決められるでしょう。

誰が母か、遺伝子か出産行為か……これについては新しい立法が待たれます。これらの問題を各人の理性（良心）と欲望に委ねるだけでは済みません。なぜなら、争いが生じれば法的に解決しなければならないからです。そのためには新たな立法が必要になるのか、あるいは判決で済ますのか、あるいは公的な倫理委員会を作るべきかが迫られます。現在の、拘束力のほとんどない産婦人科学会にはあまり期待できません。

第5節　胎児への干渉

1　環境内化学物質（環境ホルモン）

放射線被曝や環境内化学物質により突然変異が起こり、遺伝子欠損をきたすなどが考えられます。一般に一回の射精で2億の精子が放出されたとすると、その200〜2000個に、遺伝子に異変があるといわれています。アメリカでは年間25万人の先天性異常児が生まれており、その80％は遺伝因子という報告もあります。

その原因としては、日常生活からの放射線被曝や原子力施設からの放射線被曝、環境汚染の問題などが考えられます。環境汚染の一つに内分泌攪乱化学物質の問題があります。たとえばダイオキシン、DDT、PCBなどの内分泌攪乱化学物質がホルモン受容体と結びついてホルモンの機能を害するといわれます。その結果、動物ではオスのメス化や人間では精子の減少といった生殖機能に障害をもたらします。遺伝子診断は環境意識の発揚を伴わなければなりません。

2　遺伝子診断（第一部第3章第4節　出生前診断、参照）

羊水穿刺法（妊婦のお腹に針を刺して羊水の一部をとり、含まれる染色体を調べる……第一部参照）によって胎児の遺伝病のいくつかが発見できます。ダウン症候群（染色体異常の一つ）は胎児600人に1人の割合ですが、母親が40歳以上ではなんと35人に1人の割合です。遺伝病の多くは治療不能ですが、最近、遺伝子治療が行われるようになりました。

（1）体細胞治療――体を構成している細胞を対象に、あるいはそれを用いて癌などを治療する方法をいいます。その結果が患者の子孫に遺伝しなければ、倫理的に問題ありません。

（2）生殖細胞治療――生殖細胞のDNAを治療の対象とするもので、その結果はその子孫に伝わります。各国でその実験も含め禁止されています。悪性遺伝子を排除することが出来るということは、子の形質を自由に改良することも出来るということです。これを優生学といいます（本章本節5参照）。

3　出生前遺伝子診断の倫理的問題

診断には利用者の事前同意を必要とします。また、診断が解明した内容について専門家のカウンセリングが必要でしょう。遺伝子欠損などが見つかっても治療可能である場合は少なく、治療不能の場合は中絶など倫理問題が出てきます。では、出生時ではなく若年から中年で発症するハンチントン病を事前に知る必要があるでしょうか。

出生前遺伝子診断の肯定派は、それによって将来の無駄な治療費削減、高等教育費削減につながるといいます（社会的功利主義）。しかし診断によって異常が見つかった児は、たとえ発病していなくても、それを知る者から様々な差別を受ける可能性があります。

4　婚前遺伝子診断

まだどこでも行われていませんが、導入されると結婚に際し差別が起きたり、結婚後の夫婦に生殖についての決定権が失われたりする可能性があります。

5　優生学

人間の遺伝的構成の改良を目指す学問です。

（1）劣勢優生学——個体の疾患の治療や体細胞遺伝子治療（前述）など、疾患の除去などが相当します。遺伝病の因子を持つ生殖細胞の治療が行われる可能性がある一方、そのような異常生殖細胞を持ったひとの、生殖の中止や妊娠中絶などによる出生の回避も考えられます。

(2)優勢優生学——望ましい形質(たとえば知性、美形、体力、徳性)を生み出そうとする優生学をいいます。その結果、ほとんどの子がIQ160以上、金髪などといった偏った状況が生まれる可能性があります。生殖は愛と切り離され、社会や国家の政策と化し、人類進化が好みや利潤増大、政治や戦争目的の方向へと加速するでしょう。現在すでにアメリカでは精子や卵子を選択して購入する仕組みが出来つつあります。ノーベル賞受賞者の精子は何万ドルもすると聞きます。

このような優勢優生学に対し、自然法違反(自然に反する)、好みの恣意性(黒髪が好きなひともいる)、人間の一様化(金髪IQ160のひとばかりになる)、階層の形成(はじめからどこの階層に属する者かを決めて形質をつくることが可能)などの問題が叫ばれます。

第4章　死

第1節　生命の終わり、死のとき

ここでも医学や医療技術の発達に伴って死の定義と時期が変わります。

1　死の三徴候説…伝統的な説

20世紀になって（1）心拍停止、（2）呼吸停止、（3）瞳孔散大の三つが医師の診断の指標となりました。心拍の停止は血液の循環の停止を意味し、これは全身体の全機能の停止を意味します。呼吸が停止すれば血液が循環しても体内に酸素を供給できません。瞳孔散大は脳幹機能の停止を意味しますが、心拍停止と呼吸停止の結果生じるため、これらに付け加えられた指標です。

2　胎児の死

（1）自然流産――胎児の自然流産には道徳的な問題はないでしょう。両親の期待が大きければ、両親はそのとき、以前述べた「限界状況」に立つでしょう。ほとんどの宗教では、人間の死後の救済は神の恩寵とそれに対する人間の信仰によって成就すると考えられています。胎児と嬰児の場合は人間側（遺族）の条件としては祈りだけが期待されているでしょう。救済された状態についての諸宗教の教えはあいまいです。

（2）人工流産――胎児にも生存権があると考えられるとき

a 自然法の命令「ひとを殺すなかれ」がここでも有効になります。

b 刑法では胎児は「ひと」ではありませんから、殺人にはなりません。現在、医療の現場では妊娠22週未満の胎児に人工妊娠中絶が可能です。22週以降は体外生活が可能とされ、中絶は許されていません（第一部第1章第2節2-3）参照）。

c 刑法212条で自己堕胎罪（自分で堕胎すること）、213条で同意堕胎罪（専門家以外が妊婦の同意を得て堕胎させること）は罰せられます。医療の現場において一般の医師が中絶手術をすることは出来ません。この手術が許されているのは（産婦人科医師の）母体保護法指定医のみです。

d 権利の衝突――子の出産が母の生命を脅かし、そのどちらの命を優先するかが問題となるとき、通常、生存のより大きい可能性のある方を優先されます。しかし、母が子のために自分の命を犠牲にするという意思を明瞭かつ自由に表明するときは、子の命の方を助けなければならないという状況も想定できます。

e　望まれない子——母体保護法14条は身体的・経済的理由から、あるいは母体の健康を著しく害するおそれのある場合や、強姦で妊娠した胎児の中絶を許しています。しかし、強姦であっても子には何の罪もありません。また胎児診断によって胎児の疾病、障害が判明した場合、胎児の中絶を許す法律はありません。これを「母体保護のため」という名で中絶することには道徳的に問題はないでしょうか。知的に劣っている子になるであろう胎児、非常に病弱な子になるであろう胎児を中絶することは、現に生きているそのような子に対する否定的な評価（差別視）に通じます。しかし、そのような子の看護養育を行っている親、とくに母親に耐え難い精神的、身体的負担と犠牲を強いることになるかもしれません。その負担と犠牲をどう考えるべきでしょうか。

胎児は人間であるという立場では、妊娠中絶は殺人罪です。この立場をとるのはカトリック教会や多くのプロテスタント教会です。人間は、神の恩寵と人間の信仰によって神の永遠の生命に与かる者だからです。アメリカの多くの州では法的にも禁じられています（第三部4「妊娠中絶　アメリカの場合」参照）。トゥーリーらのパーソン論では胎児は人間（パーソン）ではなく中絶は許されます（第3章第3節5参照）。倫理的自由主義は、胎児が人間であることを否定すれば、中絶も許容します（フェミニズムの立場）。

第2節　安楽死

1　定義

あの残酷なローマ皇帝ネロに自殺を命令された、皇帝の顧問で哲学者であるセネカはなま温かい湯船につかり、音楽を聴きながら両手首を切り裂き、おだやかに死んでいきました。これは映画『クオ・ヴァディス』の一シーンですが、このセネカの安楽死は有名です。現代では医学・医療技術の発達に伴い延命は可能になったものの、QOLは一向に向上しない状況が生じています。

QOLが著しく低下して延々と病床に横たわったままの患者が、速やかな死を願うこともあります。この人為的な、安らかな死を安楽死といいます。

2　積極的安楽死

死を望む患者に薬剤を投与して死に至らしめることです。

（1）患者の真摯な要求がある場合を任意的積極的安楽死といいます。

（2）患者の要求がないまま医師の独断で行われる場合を、非任意的積極的安楽死といいます。

3 消極的安楽死

患者の延命に必要な手段を使用しないで、患者が死に行くままにすることをいい、これにも任意的と非任意的とがあります。間接的安楽死は消極的安楽死に準じます。

4 安楽死の倫理性

(1) 反対論

a カトリック教会の立場――人間の生死の主権は神にあり、人間にはその管理権が与えられているだけなので、自殺は許されないというものです。では苦しみを積極的にどうすればよいでしょうか。苦しみをキリストの苦しみ（受難）に合わせ、キリストの救済のわざに委ねることでキリストの愛を知り、自分の罪を悔いる良い機会を手にするとします。

b カントの反対論――価値には前にも述べたとおり（第3章第2節2参照）、相対的価値と絶対的価値がありますが、**カント**は絶対的価値を人格と名づけます。人格は自己目的であり、苦痛を取り除く手段として自分を抹殺することは許されません。**自殺は自分のうちにある人間性、それゆえに人類に対する侮辱であるといいます。**

c 刑法20条――死んだ者を罰しようがありませんので、自殺は犯罪を構成しません。しかし、刑法は自殺を法益の侵害と考えますから、自殺に関与（幇助、教唆）する者を罰します。

（2） 賛成論

a 期待不能論——苦痛に打ちのめされているひとを前にして、その苦痛を「耐えて神に捧げましょう」と誰が言うことが出来るでしょうか。私たちに、苦痛に苦しむひとに宗教的英雄であれと要求する権利があるでしょうか。患者の英雄的態度は彼の自由意思によってのみ取られるべきです。それゆえ、あるひとが安楽死を真摯に望むとき、それに応えるべきだという考えです。

b 倫理的自由主義——自殺は他人に損害を与えない限り、許されるべきであるという考えです。

c 安楽死の違法性阻却事由——ある任意的・積極的安楽死を有罪とした、東海大学安楽死事件についての横浜地方裁判所の判決があります。すなわち、ひとに障害を与えたり、死に至らしめたりすることは刑法上の犯罪ですが、医療行為はその社会的意味から、同じ行為で同じ結果をもたらしても、基本的には違法性が排除（阻却）されます。しかし、違法性阻却事由次の4要件をすべて満たすことが必要とされました。①耐え難い肉体的苦痛があること。②死は避けられず、死期が迫っていること。③肉体的苦痛を除去、緩和する方策を尽くしたが、他に手段がないこと。④生命の短縮を承認する患者のはっきりした意思表示があること。

ここで欠けているのは複数の医療関係者の決定関与と、患者に対するカウンセリングです。外国の安楽死法にはその条件にカウンセリングを挙げています。日本でも立法化しようという声もありますが、立法化は「滑りやすいスロープ」のように危険だという声もあります。

第3節　死の形而上学

1　哲学

死は将来も「存在しない」無です。ひとは無そのものを知ることは出来ず、せいぜい無の淵に立って無を覗き込もうとするだけです。無の淵に立つとはどういうことでしょうか。無についての知はありません。無の淵に立つと、ひとは恐怖で全身がこわばって自分に対する支配力を失います。目前の無は恐怖という気分として自分の全存在を捉えます。しかし現在、生きている人は死に直面していないと思っていますから、この恐怖はありません。それで将来の死の淵に立つことを想像すると、ひとは漠然とした不安にかられます。

2　死が生の意味を統一する

死については、なるべく考えないようにすれば不安は弱まります。しかし、実際には他のもろもろの否定的な何か（試験に落ちるかもしれない、愛されていないかもしれない、病気かもしれない、電車が遅れるかもしれない、など）についての不安は日常的にあります。否定的予感（「自分はいつか存在できないだろう」という不安または恐れ）を可能な限り遮断するため、絶えず面白おかしく過ごし、また研究や事業に夢中になって猛烈に忙しければ、この不安を最小限度に留めることが出来るかもしれません。でもひとは必ず死ぬのですから、不安の除去の試みはやはり自己欺瞞であり、逃避ではないでしょうか。

死の淵に立つことを想像すると、自分を含めてすべてが暫定的なものになってぐらつきはじめ、相対化してしまいます。この暫定的で相対的な自分を捨て、新しい自分として無の淵に立つ者こそ真の人間です。生は様々な出来事、意味のつながりですが、もし死ななければそれらには何の統一もなく散逸するだけです。**生の様々な意味は、輝かしかろうが、醜悪であろうが、死をもって統一的に意味づけられます**。その統一がそのひと自身を表わすのです。

第4節　宗教は死をどう見るか

1　仏教では

死を生の否定、無と見るのは哲学の立場です。しかし、同じ宗教でも仏教とキリスト教ではこの点でまったく異なっているように思われます。仏教では生は欲望から成り立っているといいます。縁起説によれば、この統一者としての人間自身も、「欲望する者」を実体視する迷い（無明《むみょう》）によって作り上げられたといいます。さらに欲望の対象もまた、この迷いによって作られていると説いています。迷いの視点（つまり常識）で生を見ると、死はいったんその絶対的な終止として想像されますが、そうではなく、欲望と同様「その次、その次」という風に連鎖します。したがって、生もこの想像において無限に連鎖します。このような生の連鎖の思想はインドの宗教の独創ではなく、（インドと共通の祖先を持っているらしい）古代ギリシャの宗教にもありました。

　インドの宗教（バラモン教、仏教、ヒンズー教）は連鎖する生の根本気分を「苦しみ」として受け取りました。それゆえ、ひとの目標は生の連鎖からの離脱にあるとしています。そして（日本の仏教も含め）仏教はこの目標の実現のため、生の実相の正しい認識と正しい実践を教えるのです。正しい認識と実践によって**悟った者（無明を離れた者）にとって生と死は対立するのではなく共通の空《くう》に包摂されます**。生の今も、死の明日も本質的な違いはなく、悟りにおいては死の恐怖はないのだと教えているようです。それゆえこのような仏陀や龍樹（空論の祖）の深遠な教えを離れ、自分や生を実体視し、死後を美化・異次元視する今日の教えは、世俗化した形（仏教のポピュリズム）であるといわざるを得ません。

2　キリスト教では

キリスト教は啓示（神の教え）と純粋に人間的な自然的認識（哲学）を明確に分離します。ここでは啓示の内容について考えましょう。キリスト教の出発点は「十字架上でキリストは死に、復活した」という、哲学的には愚かに見える信仰の事実です。このキリストの贖罪《しょくざい》の業《わざ》は人間が死を超え、神の永遠の生命に与かることに向けられています。ここで死とは無ではなく、罪によって神と分離していることを意味します。キリストは「ひとのために自分の命を失うことより大きな愛はない」と言いました。この愛の原型がキリストの十字架上の死です。神の愛に与かって初めて、ひとは他人を正しく愛することが出来ます。死はこの愛によって克服されます。

愛の項目で述べたように、愛（アガペー）は消極的には自分の我と生への欲望に逆らうことですが、愛はいつもこの反抗によって根こそぎになる危険性に付きまとわれています。仏教のいう煩悩《ぼんのう》は影のようなものなのです。しかし、この影も人間の本質であり、キリスト教のいう我や欲望も一切のものが成立する根拠です。したがって人間イエス・キリストにも誘惑される姿を見ることが出来ます。そして、その究極の誘惑は神の愛に逆らって絶望することです。キリストは十字架上の死の直前に詩編の一節を引用して「わたしの神よ、わたしの神よ、なぜわたしをお見捨てになったのか」（詩編22）と悲痛のうちに叫びます。最期の瞬間にも父なる神はその姿を隠し、ひとり子キリストの信仰を試みます。そしてこの絶望という最後の誘惑に打ち勝って「父よ、わたしの霊を御手にゆだねます」（ルカ23、46）と言い、死んで復活します（それゆえ、遠藤周作の小説『沈黙』は神の試煉に耐えられなかった絶望の話ではありませんか）。キリスト教はこのように愛と死の神秘劇なのです。

【※1】AID（DI）

日本ではAID（Artificial Insemination of/by Donor）が一般的だが、欧米ではAIDSとまぎらわしく、またArtificial（人工）という言葉を避けてDI（Donor Insemination）と呼ぶようになっている。

第三部　愛と性の生命倫理・対話編

1　医師として、日々感じる疑問から

羽田――まず、本書の執筆のきっかけをお話しいただけますか？

湯浅――問題を提起したのは井上先生です。

羽田――それは医師という職業の中で感じてきた問題点ですか？

井上――研修医時代は、もう必死だから問題を意識する余裕もなくて。何年か経ち、今はそれなりに仕事はこなせるようになってきて、この人の症例はあれだとかこの人はこう処置してとか、すぐにわかるんだけど、その代わり、「じゃあそれでいいのか？」と。「画一的にやっていっていいのか？」とかそういうのを感じてたから。

羽田――それは勤務医であった頃と比べて、現在開業医となって責任ある立場となり、直面する問題も増えてきたということですか？

井上――昔は上の先生に言われるようにやればいいし、何か問題があった時はこういう風にしたらいいというのはあって、

羽田――指示を仰げた？

井上――そう。それが自分で考えなければならなくなって、昔、上の先生に言われたことを、はたと、「これで良かったんだろうか？」と疑問に思い始めて。例えば昔は「絶対謝るな！」と言われた。でもそんなこと言ったって間違えることってあるし、あの時こうした方がよかったなと。実際、最近は医者の世界も謝罪する方向に動いてきているし、謝る時は謝った方がいいと思うようになった。

羽田――先生は医大へ哲学の教師として行かれてから、特に生命倫理について考えられるようになったんでしょうか？

湯浅――任務上、必然的にね。医大で哲学と倫理学を医学生や若い医師に教える中で、生命倫理への関心や認識が深まってきた。生命倫理というより医療倫理に近いね。

2 男子は性欲、女子は恋

羽田――少なくとも私たちが過ごしてきた少女時代は、男子はエロ本を見るけど女子は見ないって、社会的には教育されてましたけれど…

湯浅――見ないんですか？ 見たくないんですか？

羽田――興味はありましたし、実際はエロ小説を回し読みしたりもしてましたが、男の子みたいに性欲と直結してはいないんです。男の子は身体的に性欲と直結してるから切実なんでしょうけれど、女の子はその時点ではイマジネーションの世界というか、知的好奇心ですね。まず、射精と排卵は違うから。だからこの辺りの話も含めて女子大生に非常に大事な情報は、学生時代は男の子と女の子の性が一番乖離している時代だということ。

湯浅――それは僕も強調したいんだけどな。正常な男はむき出しの性欲を常に持ってる。犯罪とか正常性と関係なくね。だから動物と違って、人間の男は隙あらば手に入れようと待ち構えてるわけでしょ。そういうことは女性は知らないかもしれないと思うけど。

羽田――愛だの恋だのと違う次元の性欲なんだから、男の子に気を許してはいけないと。

湯浅――非常に印象的な話はね、まだ人類がいない頃、ギリシャの神々の世界には母なる大地の女神ガイアとその夫で天空神ウラノスがいた。ウラノスがしょっちゅう彼女を上から襲うわけだ。強引にね。ガーっと雨が降ったり自然現象が襲う。彼女は非常に悩むんだね。彼女の息子たちには巨人族（タイタン）の神々がいて、その一人のクロノスに「夫をやっつけて！　耐えられないから」と頼んだ。ある日夫がまたガーっと襲ってくるわけ。そこでクロノスは父親の大きな一物をね、切り取っちゃうんだよ、スパーっと。それを海に捨てると、そこから泡がワーっと出て……

井上――その泡からヴィーナス（ローマ名）が生まれたんだ。

湯浅――アフロディーテが生まれる。泡（アプロス）でしょ、男性の、あのモノはね。そのように、男はまったく、しょうがないんだ（笑）

羽田――それでアフロディーテなのか。

3　性教育の必要性

羽田――今、性教育は小学校二年生の後半ぐらいから始まるでしょ？　学校でも「若くて子どもを育てられる段階にない人は、きちっと避妊をしましょう」というような即物的な教育をしっかりするべきだと思うんです。女の子がきちっと性の本当のことを学ぶような機会ってまだまだ少ない。女性の権利まで突っこんだことは全然教育されてないんですよ。そもそも小学校二年生に性教育は早すぎるという親もいたりして。

井上――大学生でも知らない子は多いかもね。

羽田――自分を守るために知っておかなければ！　ところで男性は自分を守らなくていいんですか？

井上――いや、私は息子がいるからすごく考えるよ。女性側はピルでほぼ完璧に避妊することができるけれども、男性側が完璧に避妊することは不可能なのよ。

羽田――とりあえず、そういう行為はしないように、とか（笑）

井上――息子には「策にはめられたら男は絶対に負けだ。これはアンタの子だって言われたら逃れようがないよ」と。今はＤＮＡ鑑定できるから嘘は通らないけど、産むって言われたら止められない。拒否することはできないのね、当たり前だけど、男性が中絶を強制する権利はない。女は自分で中絶したかったら一応できる。もちろん相手の同意書は必要だけれどもね。女は自分で守ろうと思えば守れる。知識があったら女の方が絶対強い。男は絶対不利だから。でも現実は、女の子は知らないから。

羽田――無知ゆえになんとかなるわと思って産んで、結局育てきれずに、子どもを殺して自分も自殺するとか。

湯浅――いやー、犯罪的なものは結局最後までわからん所があるね。男も女も。特に女はわからん。何考えてるのか。

4　妊娠中絶　アメリカの場合

羽田――女性がそこまで追い込まれていく背景は、万国共通すると思うんです。現在の日本では中絶は女性にとって当たり前の権利になっていますが、世界的にはどうなのか？アメリカのケーブルテレビで繰り返し放映されてるテレビ映画でね、デミ・ムーアが製作出演して、シシー・スペイセク、シェールも出ている「スリーウィメン　この壁が話せたら（If These Walls Could Talk 96、米）」。これはアメリカの三世代（50年代、70年代、90年代）の三人の女性の話。それぞれの時代に、同じ家に住む、中絶を余儀なくされている環境にいる女の人が主人公なんです。90年代の話では病院で中絶手術してるところに過激派が乗り込んできて、マシンガンで医師もろとも射殺したりとか。

井上——怖い！

羽田——50年代だと中絶は禁止されているから、まともな所では中絶できない。闇の番号に（笑）電話をして、そしたらいきなり闇の処理人が家にやってきて。

井上——家に!?

羽田——ホントに怖いんだって！　闇の処理人が帰った後、しばらくして出血がひどくなって、大きな血だまりの中、主人公のデミ・ムーアが必死で助けを呼ぶ電話をかけてるところで終わり。あれは最終的に命は助かったとしても、警察に捕まることになるんでしょうねえ。

井上——ふーむ！

湯浅——どっちがいいんだろうね。日本のようにそういう問題がちっとも議論されない所とね。アメリカでは議論するどころか、もうゲバルトだけどね。病院を爆破するとか！

5　信仰告白

井上——第二部を読んだら、先生はキリスト教で、仏教に批判的だというのはわかりますが、宗派まではわかりませんね。

湯浅——僕の書いた部分は、僕の信仰告白だね。全然抑制してない。

羽田——告白ですか。でもその方が視点が明確でわかりやすいかもしれませんね。

湯浅——だからキリスト教（カトリック）的倫理をもろに出してるわけ。つまり人生の目的は神に愛されていることを知ることだと。そして、それを知るにはどうしたらいいかっていう問いが隠されています。

羽田——私は信仰については典型的な日本人タイプですね。聖公会（カトリック教会から独立したイングランド国教会を母体とするキリスト教の教派。プロテスタントだが、カトリック的な部分が多い）の幼稚園に行ってたので、まずそれが刷り込まれている。京都という土地柄からお寺好きの祖母が一緒に連れて行ってくれて、仏教もいろいろと体験してる。神社は節目にお参りに行く。中学・高校は、井上先生と一緒なんですが、完全なプロテスタント校でした。

6　日本人の宗教観　生と死

羽田——日本人って明確な視点がないじゃないですか、ないと言うと語弊があるかもしれないけど、一般的に無宗教といわれてるし。

湯浅——それは民族批判ではないよ。ひとは歴史的に99％規定されているからね。我々は歴史的地平を超えることはできないからね。じゃああなたはどうしてキリスト教徒だと聞かれれば、運命（摂理）だね。ところで、この頃よく意識させられるのは、告別式とか葬式でね、「天国にいらっしゃるなんとか君」とか「なんとかちゃん、天国から私たちを見守ってください」とか、すぐ「天国」といって（笑）浄土のなんとかちゃんとか言わないよね。（注　天国はキリスト教の概念）仏教が廃れた時代ではあるけれども、キリスト教が教える個人の審判、最後の審判という意識が欠けてる。つまり善は報われ、悪は罰を受けるとという審判の観念が欠けている。

羽田——死んだら一緒だと思ってるんじゃないかということですか？

湯浅——みんな死についてセンチメンタルに考えてる。これは精神的に、倫理的に危険な兆候ではないでしょうか。死をじっくりと眺めない。だから医療においてもそう。大学でもね。死体をどう通して外に出すか問われる。

井上——一応、必ず病院には別ルートがある。絶対玄関を通って出て行かない。裏の出口が必ずある。ない病院は見たことがない。

湯浅——人のまなざしにさらさない。

羽田——そのための裏の通路もあるんですか？

井上——さすがにそこまではない。エレベーターは同じのに乗るけれど、霊安室はもちろん人から見えないところにあるし。

湯浅——ある病院はね、聞いた話だが、一番上を通すか、一番下を通すか議論する。

羽田——それはどういうことですか？

湯浅——つまり死者は差別される。

井上——見たことないでしょ？　病院から死んだ人が出て行く場面って。ところで、アメリカやドイツはどうなんですか？

湯浅——死体を伏せない。日本人なら犯罪者であっても死体は青いシートで被うじゃない。むこうではタブーになってない。うちの親戚の通夜だって死体安置室に十字架と蝋燭があって、お棺の上に死体が置いてあって一晩中こうして寝てるわけ。タブーなんか何もない。死体に触ることもできる。

羽田――いや、でも、触るでしょ？　最近は、日本でも？

井上――触るのはどうだろう？

羽田――実はこのあいだ叔父が亡くなったんですが、これが50代だったたんですよ。若くて、まったくの突然死だったので、みんなものすごいショックで。叔父は医師なので患者さんたちが沢山、お通夜にもお葬式にも来られて……みんなものすごく触っていました。触りながら泣き崩れてる患者さんも沢山いたし！　だから、最近はそうじゃなくなってきたんじゃないですかね。抱きついてるお友達もいたし。突然死だったたから。みんな悲しすぎたから。触ることによって、死んだという実感が欲しかったのかと。

湯浅――タブーが少しずつ崩れてきたかもしれないね。

7　世界の神と日本の神

湯浅――数日前の産経新聞の正論のなんだけどね、靖国神社の問題を取り上げてる。大筋は僕も大賛成、けどね、最後にちゃっと言うんだよ、「人間は死んだらみんな神になるんだから」と。一体どういう意味か新聞社に投書して問い質したいくらいなんだ（注　本文はA級戦犯に対する記述で、正確には「しかし彼らはすでに死刑になったり、刑期を終えた人たちだ。日本には死者をむち打つ文化はない。死ねば等しく神である」産経新聞2006年6月8日朝刊正論より引用）。

井上――神になる。仏になるとはよく言うけどなあ。

湯浅——仏教の場合ならわからんでもない。山川草木皆悉有仏性。本覚思想といって一切のものに仏性があるという考え方だ。その延長で、善人も悪人も最後的にはみんな仏になるんだというのはわからないでもない。なぜなら我々の中に仏性が宿っているから。神道の場合は何？　みんな神になるんなら我々に神性が宿っているわけ？　じゃあ一体それは何ですか？　神性って一体何か？　理性なの？　意思なの？　感情なの？　それとも身体なのか？　それとも魂？　一体何なのか。そういう神学的な分析を誰もしない。これちょっと神道学的に我々に解説してもらいたいのね。歴史的にでもいいから。神社・神道には教祖もいなければ教義もないでしょ。教義、つまり我々は神に対してどういう態度をとるべきかっていうことね。

羽田——もしかして「怒らせたら駄目！」というのがすべてなんじゃないですか。日本の信仰は。

井上——（笑）そうだね。何を怒らせるかわからないからね。

湯浅——それは縄文式的考え方ですね。自然を怒らせたらだめなんだ。

羽田——天神さん（北野天満宮）も、菅原道真の霊を鎮めるためでしょう。鎮めるんですよね、たいてい。

湯浅——ギリシャ神話の考え方も、そう。人間が恐れるのは神の怒り。

羽田——やっぱり「怒らせたら駄目！」（笑）

湯浅——で、鎮める生活コードは何かっていうとね、「汝自身を知れ」。ソクラテスも自分のコードにした行動のコードね。我々は神々じゃない、人間だ。死すべきものだ。常に謙遜にね。自分の死を、愚かさをわきまえて、静かに生きること。これが古代ギリシャの神に対する人間のとるべき態度。日本人の倫理の根本は一体何か？　それは清き心。自然は「せいめい」であると。医者も使うね、「せいめい」って言葉。「せいめいな意識」使うでしょ。

羽田——「せいめい」。どういう漢字ですか？

湯浅——「せい」は清い、「めい」は明らか。

羽田——安倍清明の清明ですね。

井上——意識は清明である、とかねえ。

羽田——へえ、医学では普通に使うんだ！

井上——用語的には使うよ。

湯浅——清明というのがね、神道を代表する規範だね。それしかないな。

羽田——清く明らかであれということですか。

湯浅——そうすると自然とか神々と調和することができる。要するにエゴを持っちゃだめだってこと。非常にわかりやすい。でも人が死んだら神になるって、その神は何なのかわからないね。それを説明してもらわないと、世界に対して説得力がないんだよね。なるのは自動的になるのか何かその……

羽田——神社の、その「怒らせたら駄目！」なものですけど、変なものが祀られているケースも多いですよね。悪い神様とか祟る怨霊だったり。で、文章の最後に茶化して、日本の神道的にはどんな人でも死んでしまったら神様になり得るんだ、っていうような意味ではないんですか？

湯浅——そうすると倫理的ではなくなるね。

井上——ああ、倫理的ではないね。

湯浅——実はね、世界に沢山ある神話の中で、神が極めて倫理的だっていうのはほとんどないの。倫理的なのはユダヤの神だけ（注　ユダヤの神は、嫉妬と復讐はする）。

井上――ユダヤの神は倫理的なんですか？日本の神様もギリシャの神様もムチャクチャだし。

湯浅――ペルシャだってインドだってムチャクチャ。

羽田――この前、子どもと一緒に三十三間堂に行ったら全部説明しろとねだられて。もとは全部インドの神様だから仏像を目の前に、神様って言葉を何回言っただろう。回廊を歩きながら立て札を噛み砕いて説明したら、まあメチャクチャな神様たちだなあと。

湯浅――仏教に、いろいろなフィギュアがあるね。ナントカ天、とか。

井上――毘沙門天とかねえ。

湯浅――みんなインドから来てる。バラモン教とか。現在のヒンズー教の神々も。それらの神はね、仏教的に言うと、輪廻転生という無明の世界にまだいるんです。

井上――悟ってないわけですね、まだね。

湯浅――悟って、仏にならないといけない。

羽田――なる前なんですね。

湯浅――仏の使い、みたいなんだね、なんとか天とか。菩薩も仏じゃない。

羽田――やっぱり悟っていないいんですか？

湯浅――悟ってないいんじゃなくて、悟るのを一時あきらめてるんだ。

井上・羽田――ええっ、あきらめてる⁉

湯浅――一時ね。一切衆生のために。特に人間のために。それで仏と人間の仲介をするわけ。聖母マリアと同じ。

井上――なるほどね。聖母マリアと一緒か、そう言うとわかりやすいなあ。

湯浅——菩薩の考えね。聖母マリアからの影響があるんじゃないかという説がある。
羽田——似てますよね。
湯浅——でも、もちろんお釈迦さんの教えにはそんなものはないんだよ。

8 祈りは聖母マリアを通した方が効果的!?

井上——イエスキリストの考えにマリアは入ってるんですか?
湯浅——聖母マリアはキリストより古い。母親だもん。
井上——あ、まあまあそう言ったらね。
湯浅——マリア崇拝は古代キリスト教からあるよ。
羽田——キリスト教でも、プロテスタントだと、マリアの話はないですね。
井上——マリアの話はあまり教わってないね。
湯浅——それはカトリック的に言うと非常に損失だね。
井上——そうなんですか?
湯浅——宣教のごく初期、ガリラヤ地方の、ナサレの近くのカナって所にイエスとマリアと弟子たちが結婚式に招かれた。結婚式を祝っている時、葡萄酒がなくなった。そこで母親が息子にこそこそって言うんだ、実はワインがなくなっちゃって大変なんだって。するとイエスは「私の時はまだ訪れてはいない、私たちに関係ないでしょう」と言うんだよ。マリアはしつこく言うんだな、「ワインがなくなってるんですけど」って。イエスは、「じゃあ台所の6つの水がめに水を入れなさい」と。そこで男たちが水をワーっと入れると、それがワインにぱっと変わった。つまり息子は親の言うことなら無理でも聞く。我々はキリストには恐れ多くて言えないけど聖母マリアには言える。

井上——だからマリアを通した方がいいって。なるほど。

湯浅——すがりつくわけ。マリアは取り次いでくれる。

井上——「カナの結婚」は教わりましたよ！　でも意味が全然、わかってなかった。なるほどどそういうことなのか!?　一旦はダメだといったのにお母さんが言ったら…

羽田——お祈りする時はマリア様を、

井上——通した方が（笑）効果的だと。

9　聖母マリアと菩薩

湯浅——知人夫婦が不妊に悩んでるわけ。井上先生にと思ったけど時間が取れない。困った。すると彼女の方がイニシアチブを取って、あるお寺にお参りに行ってくるって。

井上——そうなんですか。

湯浅——僕は言ったんだ。聖母マリアに嘆願した方がずっと効き目があるよって。しかしそういう嘆願は大きい声では言えないんだけどね。現世ご利益願望で純粋ではない。

井上——現世ご利益で良くない（笑）！

湯浅——正しい信仰ではそういう日常的なことは一切お願いしない。しかし庶民は密かにお願いするんだ。ヨーロッパでも同じだね。

井上——密かにお願いするんですか。

湯浅——いや、半ば公然とかな。目が悪いとか、子どもが生まれないとか、手が悪いとかいって。ヨーロッパには修道院、巡礼地が何百ってあるでしょ、ルルドもそうだけどね。

そこで目が治ったとすると、目の模様がついたものを捧げるわけ。教会の回廊の壁に目の模様が何千と掛けてある。足が悪かったなら杖をね。これは現世ご利益だな。

井上――そんなにあるんですか。日本とそっくりじゃない。

湯浅――そのためには修道院には霊験あらたかな聖人の遺体がないとだめなんだよね。バチカンはいつもそれでちょっと困ってる、あまりそういう信仰をやってもらったら困る。

井上――でもそれもキリスト教には違いないわけですか。

湯浅――うん、カトリックだね。プロテスタントにはほとんどない。

羽田――だってプロテスタントはそういうのを否定するところから始まったんじゃないですか。

湯浅――そうそう。カトリックはそういう非常に古いところがある、庶民派ね。プロテスタントは雰囲気としてはインテリだね。教会行ったら集会所みたいじゃない。

羽田――十字架もないですしね。

湯浅――カトリックは、絵や何十本ものロウソク、大きな祭壇。彫刻はキラキラ。バロック教会なんかものすごい。特に近世は教会から信者が少なくなって、教会は楽しいですよって一生懸命だったから。中世まではそうではなかった。正しい信仰はやはりキリスト中心だね。教会に行って主祭壇の、十字架がある所に向かってお祈りすることが大切だ、ところがそこまで行かないで途中で聖母マリアとか（笑）聖アントニオとか聖セシーリアとかに大枚を払ってさ、ロウソクを立てて帰るってのは失礼な話だね。

羽田——そこだけで帰っちゃうんですか？

湯浅——うん、そういう人は沢山いると思うよ。それは一種の偶像崇拝だな。

井上——でも先生、カトリック的にはマリアは通す方がいいんでしょ？　マリアを通して、イエス・キリストに。

湯浅——そう、イエス・キリストは神だからね。だから、もちろんイエス・キリストを通して父なる神に祈るんだよ。ここが面白いね。祈りは最終的には父なる神に祈るんだよ。

羽田——私はイエス・キリストが神っていう感覚がなかったんですよ。

井上——イエス・キリストが菩薩かなんかだと思ってたわけね。

羽田——そう。ところが、ほんの数年前、子どもたちが幼稚園で「イエス様は神様だから」って歌ってるのを聞いて、「ええっ！」と思って、すごくショックだったんですよ。「イエス様が神様？」と思って。

湯浅——これについてはね、古代教会ではすごい争いがあって、多くの人が血を流したんだ。つまりイエスは誰かってことね。イエスは単なる人間じゃないのかって。あるいはイエスは神であって人間じゃない、という考え方ね、これみんな異端だね。父も神、子も神、聖霊も神です。

羽田——三位一体ですね。父も子も聖霊も神ってことなのか。

湯浅——三位一体。三つあるのは神性じゃなくてパーソンだね、位格と言うけどね、人格とは言わない、これが三つある。人間で言うと自我（自己）のようなもの。自我が三つあると言ってもいいかもしれない。人間において パーソナリティの核となるものは自我だね。「わたくし」ね。神も「わたくし」って言うためには人間のようなパーソナリティを持ってるってこと（より正しくは、人間が「わたくし」と言えるためには神に似たパーソンでなければならない）、それが三位一体のそれぞれだと思う。だからマリアを通してキリストに行く。キリストを通して父なる神に行く。最終的には……

羽田——私にとってイエスは菩薩のような存在だったんですね。神様と思ったことがなかったのですごいショックだったんですよ。

湯浅——しかし図式としては間違ってないね。

羽田——うーん。もう一つ、疑問があるんですが、キリストは復活するじゃないですか。復活して、また死ぬんですか？

湯浅——復活したらもう死なない。

羽田——死なないんですか。じゃあ今はどこかにいるってことになりませんか？

湯浅——復活は最後の審判だからね。天国か地獄のどちらかにいる。地獄もあり得る。なぜなら、神学的に言うと、身体と魂があって初めて人間である。魂だけなら天使だからね。どこにいようと最終的には我々人間は身体を持つ。それはドグマ。だから天国ばかりじゃなくて地獄においても復活するわけ。

10 「謝罪せよ」と言うなかれ

湯浅——ヨーロッパと日本は違うんだよ。この頃つくづく感じる。日本では犯罪が起きると、被害者の父親とか母親が加害者を絶対許さないと憎悪する。あらゆる言葉を吐いて、「謝罪せよ！」と言うでしょ。隣の国もそうだな。日本に謝罪せよって言い続けるでしょ。

ポーランド人に聞いてみたんだよ。どうして日本よりずっと悪質な過去を持つドイツに、ポーランドは謝罪せよと要求しないんだって。「それは私たちの宗教に関係するだろう」と。キリスト教では最も大切なお祈りがあるじゃない。「主の祈り」ね。最後に「私たちは人を許します。私たちの罪も許して下さい」と。人を裁くものは必ずそれ以上に裁かれるんだ。そこで僕の場合は葛藤を生ずるわけだね、非常に大きな被害を受けたら他の日本人と同じように、絶対許さない、私は憎悪する、極刑に処してください、と。しかしキリスト教徒ならそんなことは言えないんだ。

羽田——許しますって言うんですか？

湯浅——ヨーロッパ人はよく言うよ。

羽田——口で言ってるだけじゃなくて、心から許してるんですか？

湯浅——僕はこう考えるべきなんだと思う。許すことは本来、人間はできないんだよ。神が許すことだからね。我々は私が受けた害については許すことができても彼の魂の罪過については許すことはできない、しかし、私との関係でいうならば、彼が私に謝罪している限り私はじゃあ、許す、と。罰はね、国家にお任せします。それ以外は私は彼への咎めを要求しない。罪は問わない、と。許します、と。そして「謝罪せよ」と言い続けない。それが正しい態度だと思うんだけどね。どうなんでしょうね。だから日本の被害者家族の気持ちはね…

羽田——「遺族感情に配慮して」って言葉が最近、頻出してますよね。

湯浅——人を許すって仏教にはないのかなあ。キリスト教から見たら仏教の罪の構造がわからないね。そういう言表がないし。キリスト教の場合ははっきりしてるけど。

羽田——キリスト教は、やってはいけないことが全部決まってるからですか？

湯浅——罪とは神に対する違反ね。それを人間側が克服する道は後悔だけなんだよ。

羽田——懺悔とか？

湯浅——懺悔するということは、神に向かう（魂を向け開く）ということね。それのみだな。だから市民生活でも絶対許さんと激昂すると、ヨーロッパでは恥ずかしいことだね。教養ある人は言わない。

羽田——日本では極刑が死刑なので、死刑にして下さいって言うことになるんですけど、死刑になったから、それで気が済むものではないですし。もし許せるとしたら…

湯浅——あの、許すって言うけどね、キリスト教的に言えば刑罰はね、神に委ねる。

羽田——別なんですね。自分としてはすべて許せるほど達観はしてないんだけど、神様が正しい判断をして下さるだろうと委ねるんですね。日本はその辺が曖昧だからかなあ。

井上——だから自分で怒るんだな。

羽田——実際問題として再犯の可能性の高い人でも、死刑じゃなければ無期懲役となって実際は仮出所で15年とかで出て来ちゃうっていうのが問題なんですよね。死刑と15年の差があまりにも大きいから、遺族は死刑、死刑って言うんだと。死刑を願うっていうのもなんかねえ。悲しい思いをした上に、まだ死刑を願わなければならないって、ものすごく悲しいことですよねえ。なんか全然、報われない感じがする。

湯浅——そういうことを教える機関がないいん

だな。お寺はもう、そういう機能、放棄しちゃって現世ご利益ばっかりだ。説教聞いてると。結局それは本来の仏教からかけ離れてる。

羽田――大半の人はどうだろう。私たちはたまたま中学高校でキリスト教的なことを学ぶ機会があったし、毎日礼拝もあったし、土地柄、お寺でいいお話を聞く機会もあった。だけど大半の人は冠婚葬祭以外に宗教に接する機会はない。熱心な人っていったらカルトの人に（笑）なっちゃって、そういう人とは関われない、みたいな。

井上――そうなるよね。

11　宗教と道徳は別もの

湯浅――自然的な道徳はあるんだよ、日本には。あのね、実話なんだけど、エジプトのカイロから来た人が日本で新幹線に乗って高いカメラを置き忘れたんだ。それがちゃんと戻って来た。彼は驚いた。日本はあまり信仰がないと言われてるけど日本人の方がずっと道徳が高い。エジプト人はみんな熱心なモスレム（イスラム教徒）だけど、カイロであんなの忘れたら絶対出てこない。つまり信仰と道徳は全然違うんだね。

井上――ああ、なるほどね。

湯浅――なんかおかしいでしょ。例えば人の物を盗ったらだめだとか、人に危害を加えたらだめだとか、親切にしましょうとかは最小限の道徳だね。だから道徳教育も犯罪防止のためにやるんだろうけど、しかし理想に燃えてる少年少女にとって、その上を行く道徳は一体何なのか？　仏教なら、物欲はだめ、物に対して執着しちゃだめだって教える。お金への執着はもちろん、人間に対して執着してもだめなんだよ。やたら好きになったり嫌いになるのもよくない。質素で清明な心を持ちましょう。これは高度な道徳でしょう。福音的な道徳。叩かれたらこっちを出しましょう。不可能なことだけどね。そういう道徳が現在の日本では希薄ではないでしょうか。だから素晴らしい青年を育てるには何を教育したらいいかな。あれしちゃだめ、これしちゃだめじゃなくて、何をすべきか。キリスト教でも仏教でもなく、積極的な道徳だね。それが欠けてる。

羽田——そのエジプト人が言うには、今までの日本はそれが発達してたわけでしょう?

井上——基本的な話でしょう。最低レベルの、人の物を盗ってはいけないとかいう。でも罪人を許すとかそういう高度な道徳観はもともと日本には希薄ですよね。

12 信仰のある国の政教分離

湯浅——僕の小学校一年生の時は戦争時代だったから。戦争には戦争時の道徳があったのね。日本は今、平和時でその道徳がなくなっちゃった。

羽田——たとえ戦争道徳であっても、道徳はあった方がいいというわけはないですよね。

湯浅——国っていう考え方もなくなったしね。

井上——それこそ宗教戦争は盛んですが。

羽田——世界的にはね。

湯浅——今でも沢山、対立があるね。

羽田——イラクとかパレスチナとか。

湯浅——ヨーロッパには何百万とイスラム教徒がいるでしょ。対立がありますよ。

井上——宗教は何のためにあるのかと思う。
湯浅——ためじゃないんだよ。
井上——ためではない…なるほどね。現世利益ではだめなんだ。
湯浅——信仰者は人間は宗教のためにあると考えているからね。でもまあ、本当に死んだのかどうか知らないけど、あのアルカイダの人（注　オサマ・ビン・ラディン）。
羽田——あれはイスラムの中でも肯定されてるわけじゃないですから。
湯浅——まあ、あれも構造としては理解すべきところはあるんだね。あの原理主義はキリスト教と比べるとどうなのかってこと。キリスト教は本来、政教分離でしょ。例えばファリサイ（パリサイ）人がね、キリストを困らせてやろうと、「先生、皇帝に税金は払うべきでしょうか。払わぬべきでしょうか？」と聞く。簡単に答えたらどっちかダメになる。払わないって言ったら反ローマで訴えられる。払えと言ったら反ユダヤになっちゃう。「あなたのコインを見せなさい。コインには何がついてるか？」って。「先生、ここには皇帝の刻印があります」。それで言うんだね、「カイザーのものはカイザーに返せ、天のものは天に返せ」それは別の秩序だって。ところがイスラムは宗教的な問題も市民間の問題もすべてイスラム法なんだよ。その長は両方裁くわけ。政教一致だ。これは特にシーア派で強い。そこに例えばコカコーラが入ってきた。女の子がヴェールを脱いだ。これはイスラム法に違反する。すると欧米、特にアメリカは反イスラムだとなる。それと戦うのはジハード（聖戦）なんだと。世俗的なものと宗教的なものがごっちゃになってああなるわけね。それを克服するには政教分離でなければだめ。それをやってる国とやってない国がある。政教分離をやっている国はトルコなの。トルコはEUに入りたいわけね。民主主義で政教分離を旗印にして女性はヴェールを被らないし男女同権。女性にも選挙権があり、教育も受ける。しかし面白いことにそのトルコのエルドガン首相はイスラム党なんだね。娘さんはアメリカに留学してるの。彼女はどこかの私立大学で、ヴェールを被っている。それはヨーロッパじゃ不可能と思う。特にフランスじゃあだめだな。変なもんだね。エジプトもチュニジアも政教分離ね。しかし今、イラクが怪しくなってきてる。イラクの女性はヴェールをまた被り始めた。フセインの時は厳しく政教分離して、世俗化し、まあ、民主化は言い過ぎにしても、女性は解放されてたんだ。ところがまたおかしくなって。みんなヴェールを被ってる。

羽田――それって、例のパターナリズムじゃないですか？　結局女性は解放されない方が幸せだったという話なのでは？

湯浅――まあ、もちろん、パターナリスチックに言うとそうだよ。被せるのは女性の権利のためだ。女性が危害を被らないように。これは子ども扱いだね、もちろん。

羽田――だから難しいんですね、こういう話は。

13　良きパターナリズムもある

湯浅――井上先生とのメールで思ったのは、あの図式がわかればこの問題は難しくないんだよ、ってこと。

羽田——どの図式ですか？
湯浅——ストロングパターナリズムなど……
羽田——関係を分類して理解していくということですか。分類するということは分類した上で容認するということなんですか？
湯浅——いや、最後は自分がこれがいいって選ぶんだ。僕はもちろんパートナーシップだ。
羽田——私もパートナーシップですね。
井上——私もパートナーシップ！　どれを選ぶっていったら、そりゃそう！
湯浅——女性が保護に値するとしたらパターナリズムだよ。確実に。
羽田——映画で、奴隷を解放したんだけど、解放してくれた人を奴隷が殺しに来るって話、ありますね。（「マンダレイ」Manderlay ラース・フォン・トリアー監督　05　デンマーク他）奴隷社会が復活し、それが奴隷にとって秩序であり幸せだったんだという。今のイラクもそうですけど、解放してあげたつもりが回帰していって結局解放されない方が幸せだった、みたいな。何が幸せか？
湯浅——母親だってさ、子どもがね、コカコーラが大好きだから、好きなように飲ませて解放だっていうのはだめでしょ。チョコレートばかりはだめ。豆腐を食べなさい。これは典型的なパターナリズム。父親主義ならぬ、母親主義（マターナリズム）。良きパターナリズムね。
羽田——パターナリズムにも、良い面はあるわけですね。
湯浅——交通事故で担ぎこまれた患者に、手術しますか、輸血しますかって聞くことはできないでしょ。それは一方的にやるわけだよ。独断で決める。これパターナリズムだ。ウィーク・パターナリズムというのだけどね。幼い子に対する親の態度も同じだな。赤ん坊の意向なんか聞いてたら育児できないよね。そう、自由っていうのはやっぱり成熟を必要とするんだよ。

井上――そりゃそうですね。

14　有名受験校のパターナリズム

湯浅――有名受験校の先生が言ってた。反抗する子どもは成績が悪いとさ。勉強しないからね。言うこと聞かないからさ。

羽田――つべこべ言わず、先生の言うことをちゃんと聞きなさいと。

湯浅――医大にいた時さ、ああこいつら、反抗してこなかったな、今頃になって反抗してるって思った。

井上――それは絶対あるんじゃないかな。

羽田――受験校の先生に聞いたのはね、この問題集を明日までに一冊やって来いって言われたら私なんか「そんなの絶対無理です！」って言うんですけど、彼らは「ハイ」って言って全部解いた上に憶えて来るんですって。そういう素直さが必要らしいです。受験校には。

井上――ある程度までは反抗すると損ですね。自分のペースが出来てからは疑問を持つことも必要とは思うけど。ある程度のレベルまでは知識として入れてしまわないと効率が悪い。

羽田――今の日本の受験システムが、社会に出てから有効じゃないのは、まさにその部分ですよね。疑問を抱き、議論、討論することなしにすませてきちゃう。

湯浅――みんな素直。疑問を持たないんだね。

羽田――疑問を持ったら進まないんですよ！
湯浅――特に官僚などはね。
羽田――有能だけど、融通が利かない。指示を出す人がまともであればいいけれど、そうじゃなければおかしなことでも通ってしまうんだなと。
湯浅――年金問題みたいにね。受験校の先生の話は、やっぱり正しいのね。息子さんは、あからさまな反抗期ってなかった？
井上――まだ中学一年生ですからね。でも、だんだん反抗するようになりました。「そんなこと言ったってお母さん、違うよ！」とか。
羽田――うちはすでに反抗してるぞ。
井上――女の子の方が早いでしょ。
羽田――この前ケンカして負けたもん。
井上――さすが。やっぱり女の子はすごいね。
羽田――ちょっと許せないことを娘がしたから怒って、しばらく相手をしなかったんです。少しして娘が折れようとしたのに、その一瞬を私がまだまだと見送ったらね、それを逆手に取って「謝ろうとしたのに、お母さんが無視しはった！」と言って。
湯浅――やっぱり女性は脳梁が太いね!!（注大脳の両半球の連絡路が、女性では男性より太い）
羽田――最終的に私が折れないとしょうがなくなった。
湯浅――根性あるなあ。
井上――息子は絶対そんなことない。絶対、向こうが謝るわ。男だから単純で脳梁細いの。

15　iPS細胞とES細胞と生命倫理

湯浅――さて、まずはES細胞（胚性幹細胞

embryonic stem cell）で臓器をつくることについて。

井上――もとは受精卵から出発している。

羽田――だからこれは胚、つまり生命の素になるものを利用するということで即、生命倫理の問題になるという訳なんですね。

井上――ところで京大の山中教授がついに人間の受精卵由来でない多能性幹細胞、ヒトｉＰＳ細胞（人工多能性幹細胞　induced pluripotent stem cell）作成に成功しましたね！

湯浅――ＥＳ細胞と違って、受精卵を使わないから、バチカンやブッシュも大歓迎した。

井上――でも、それは表面的なところを見ればそうだけど、実際はＥＳ細胞の研究なしにはｉＰＳ細胞は実現していないですからね。

羽田――ＥＳ細胞はｉＰＳ細胞にとって、大切なお手本ってこと？

井上――うんそう。ｉＰＳ細胞を確実なものにしていくためには、まだまだＥＳ細胞の研究も必要なのが現実だということ。複雑！

湯浅――ｉＰＳ細胞のいいところは、受精卵を使わないということと、例えば移植医療に応用した場合、患者自身の細胞を使えば拒絶反応がおきないということ。

羽田――じゃあｉＰＳ細胞は生命倫理の問題をクリアしたと言っていいんでしょうか？

湯浅――ところが理論上はね、ｉＰＳ細胞から生殖細胞をつくることもできるわけなんだよね。そうなるとまた問題だね。

井上――そうですね。実際にはまだそこまでの技術は開発されていませんが、理論上はｉＰＳ細胞から卵子や精子をつくることができることになりますからね。

羽田――今のところ想定できる問題は、それだけですか？
湯浅——今のところはそうだね。
羽田——ところで韓国の黄禹錫教授のヒトクローンES細胞のねつ造事件については？
湯浅——韓国の件は、成功していたとしても生命倫理違反だよ。卵子をこういうことに使いますよと説明しないで集めて試験や研究に使うというのは、問題だね。使う以前に、インフォームドコンセントの欠如が問題。
羽田——生命倫理といった場合、その人間とかパーソンというのかが…
湯浅——人間ばかりではない。
羽田——人間ばかりじゃないんですか！　他の生物などを含めた上での生命倫理！
湯浅——そうそう、例えば実験で動物を殺していいのか!?
羽田——そういうことも含まれるんですか？
湯浅——そうだよ。
羽田——それもあってES細胞研究自体が、生命倫理の大問題になるんですね。
湯浅——あれは人間の問題だ。あれはサルをやってるのではないからね。
羽田——あれはそうですけど、サルでやっても問題なわけですよね。
湯浅——問題は問題。違う種類の問題。
井上——違う種類の問題？
湯浅——あれは今言ったようにインフォームドコンセントの欠如、もしやってたらね。
井上——もしやってたらね。本当のところは、わからないけど。
湯浅——でも、もしじゃなくても、とにかく女性から採ったものを勝手に使ったわけだからまあすでに…勝手でもないけどね。感動しながら協力してたかも。

井上――日本もどうなってるのかよくわからない。
湯浅――もう一つは、やってないのにやったという詐欺ね。しかしこれは学術的な詐欺だね。誰かの財産を奪ったのではなく。
井上――うーんまあね。
湯浅――抽象的だね。
羽田――でもそれをもとに国からすごい予算をもらっていたわけですよね。
湯浅――それならば、やっぱり詐欺になるね。

16 凍結卵子、凍結精子、凍結受精卵は誰のもの?

井上――凍結精子、卵の扱いについて。凍結精子も、沢山採って残しておける。この間の、死んだ夫の凍結精子を体外受精して、出産した話。
湯浅――あの判決では、死んだ生前の夫の意思が大切だと。
井上――意思が大切。なるほど勝手にやってたら犯罪。
羽田――意思があったからこそ採取したのであろうという判断だったじゃないですか。でも、採った時はあったけど　その後でやっぱり嫌だと思う可能性は?
井上――あるよな。
羽田――あるなぁと感じたんですけどね。
湯浅――財産として考えたらいい。精子は夫の所有物。だから、死んでしまったら…
羽田――財産だったら相続できるじゃないですか!
井上――そういうことだね。だから…
湯浅――だから相続するためには意思がない

と、これを与えるって。

羽田――いや、財産であれば、意思がなくても奥さんにまず相続権がありますよね。

湯浅――あーそう、そういう意味ね。

羽田――だからやはり法律である程度規制をしないと、いろんな解釈ができてしまう。

湯浅――相続の際、意思がないとだめと決めるのは、特別法だな。普通の民法じゃだめだ。

羽田――貯金と同じように相続されちゃったら、とんでもないことになりますよ。

井上――うん、ほんとに大変。

湯浅――子どもが一人いたら、母親と半分半分。

羽田――そうですよ！

湯浅――だからちょっと物とは違いそう。二匹いたら一匹は息子のもんだと？　それから凍結卵子もあるでしょ、凍結受精卵もある。

羽田――しかし、すでに売買してしまったものであれば話は別ですよね。本人が使うつもりで凍結していたものであれば本人の意思が重要視されるけど、売却済なら、売った人の意思は完全に関係ない。だから今回のことも、夫のものだから難しいのであって、第三者のものだったら関係なかったんでしょうか？

湯浅――もちろん関係なかった。

井上――でも、買った精子では、日本では人工授精や体外受精できないからね。

17　代理出産　依頼する母、請け負う母

羽田――一つすごく気になっていることがあって、代理出産の話なんですけど。日本のマスコミって「アメリカでは許されてるのに」って言ってるんですけど、実はアメリカ全土で許されているわけじゃない。アメリカでも、

ここは許されてて、ここは許されてないっていうのがあるじゃないですか!?
湯浅――アメリカでも許されてないと思うよ。多分全土で（注　数州でのみ許されている）。
羽田――実際はニューヨーク州などでは罰則付きで禁じられてますし、ネバダ州などでは無償の場合は可など、州によって違います。なのに何故か「アメリカでは許されているが、ヨーロッパでは許されていない」と決めつけて報道しているのはおかしい（注　イギリスでは無償なら可）。
湯浅――日本でもありましたね、姉妹が…
羽田――親子っていうのもあります。娘の子どもを親が産む。お母さん、子どもにとって遺伝子上はお婆さんになる人が代わりに産む。人間関係が難しすぎる。リスクも大きい。
井上――いつもあの人。結局すべてあの先生の言うところの自由主義。無責任な自由主義ですよね。必要とされているからやるんだと言い訳する…
湯浅――典型的自由主義！　他の人に直接迷惑をかけてない限り何をしてもいいという考え方！　さっきの話ね、アメリカは州によって違うってやつ。州法があるからね。
羽田――そう、州法によって違います。中絶でさえあれだけ細かく違うから。
井上――中絶できない州があるからね。産婦人科がない州もあるらしいよ。びっくり！
羽田――えっそうなの？
井上――訴訟がすごすぎてみんないなくなって、婦人科医が足りないって。
羽田――そうなんだ。怖いなあ。でも実際、日本もそうなりつつあるね。隣の県に行かないと産婦人科がなかったり…

井上——どんどんそうなっていく。話は戻るけど、何をやってもいいとなると代理母は…
羽田——まず主張されてるのは、子どもの利益が最優先されるべきだと…
湯浅——子どもには責任ないからさ。後はできるのは出産契約がどれだけ有効か、多くの場合無効だ。
井上——アメリカでも代理母が母親の権利を主張し出したり。
湯浅——引き渡したりするのを拒絶したり、訴訟になると、精子を提供した側がまず勝つんだ。母親はね、腹を貸したほうが負ける。
羽田——面会する権利だけとか。
湯浅——そう養育権親権は精子提供者でね。
井上——やっぱり依頼主の方が有利なんだ。
湯浅——日本でそういうことがあれば、似たような判決になる。日本の民法90条には、「公序良俗に反する契約は無効である」とある。不道徳な契約は無効。何もなかったものとする。事実だけは残るが、腹貸し契約は無効。そうすると、産み損だな。お金もとれない。お金をとる根拠は契約にある。その契約が無効になるんだからね。
羽田——産んだ人が「何も知りません。これは私の子です！」って言ったらどうなるんですか？
井上——確かにね。「そんな事実はありません！」って。でも契約書は残るでしょう？
羽田——契約自体が無効になるのに、代理した箇所だけは有効になるの？
湯浅——そうなったらどうなるんだろう？　DNA鑑定する？
井上——DNA鑑定したら代理母が負けるに決まってます。お腹貸してもDNAはつながらないもん。負けですよ。

羽田――そこまでして何故、自分の遺伝子でなければならないのか？　利己的な遺伝子？

湯浅――しかしどんなことがあっても子どもを産みたいっていう女性は沢山いるでしょう？　遺伝子っていうよりどうしても我が子が欲しい。

羽田――我が子ってのは、人のお腹を借りても？

井上――そういうことですね。

羽田――それが人間の本能？

井上――動物的？

湯浅――業（ごう）だね！

井上――姉妹などの親族間や、ボランティアとしての代理母は認めるべしのような言論を見かけるけれど、妊娠出産に伴うリスクは、無償でなんとかなるものではないからね。命がけなんだから。

羽田――実際、私自身、普段は至って健康なのに、妊娠と出産は大変だったから。妊娠初期から中期は、切迫流産（注　もう少しで流産しそうな状態）で、自宅で安静。これは井上先生に厳しく指導されたけど、トイレ以外は歩くのはもちろん、座ってもだめ！　後期は妊娠中毒症と切迫流産、切迫早産で管理入院。長期の入院中、リスクの大きな妊娠・出産例はいろいろと見聞したからね。公序良俗に反するかどうかの前に、まず他人にあのリスクを負わせる是非について真剣に考えてみて欲しい。

井上――妊娠・出産時のリスクはもっと知っておいてもらいたい。代理出産は、そもそも人体は生殖の道具ではないという見地から、日本では禁止されているわけだし。子どもにこだわることなく、夫婦二人の生活を楽しむという考えがまず基本にあっていいのではないかと思う。

＊本会談以降に発生した関連するニューストピック

２００７年１月27日柳沢厚生労働大臣が講演中に「女性は産む機械」と繰り返し発言し問題に。

２００７年2月〜3月読売、共同通信、産経、毎日など各紙の報道により、厚生労働省研究班と日本産婦人科学会周産期委員会との共同調査の結果、出産時に大量出血などで命に関わる緊急治療が必要になった妊産婦は、出産約２５０件に1人の割合に上ることが判った。死亡例に比べると約70倍となる。周産期医療により救われた命だが、実際のリスクの存外の高さが明らかになった。

２００７年3月23日　最高裁判決により、テレビタレント夫妻が米ネバダ州で代理出産を依頼して誕生した子どもをタレント夫妻の実子として提出した出生届の、不受理が確定した。

18　女性としてのあなたを知りなさい

羽田——女性がね、25歳くらいで結婚したら、すぐに不妊に直面することもないでしょうけれどね。公務員や超一流企業であれば産休・育休と制度がしっかりしていますけど、一般的な女性が出産のために仕事を休んでもいい時期というと、ある程度働いてからとなる。まともに仕事しようと思っていたら結婚も遅くなりがちだし。すると不妊の問題が出てきます。そういう社会的な背景の中で、自分の体を大事にした上で、来るべき日には子どもを産もうという気があるのであれば、早いうちから婦人科医とは仲良くしといた方がいいですよね。

井上――自分の体を知らない女性が大半ですから。

羽田――自分の体は知っておくべき。まずは排卵が起きているかどうかから！　排卵があれば、そんなに異常なことは起きてないよね？

井上――そうそう。そんなに異常なことは起きてないね。大丈夫。

羽田――っていうことで、基礎体温をつけるってことは乙女の身だしなみなのでは？

湯浅――僕の学生はみんなやってるのかな？

井上――やってないでしょう。一割やってたらいい方ですよ。

羽田――将来、いざという場面になっていきなり医師と関わるよりも、もっと前から余裕を持って、女性としての自分の身体を知っておくべきだと思います。無計画に妊娠して慌てたり、不妊になって悩む前に！

湯浅――そうね人間としては、ギリシャの話ではないけど「汝自身を知れ」と。女については「女性としてのあなたを知りなさい」と。

羽田――昔みたいに20代前半で妊娠出産できた時代と今では事情が違うから。初経年齢（注　生理が始まる年齢）が下がってきてる上に妊娠年齢が上がって、妊娠までの月経回数が増えたことによってもリスクが高まる。

井上――病気も増えているから、その分不妊も増えるっていうこと。やっぱり生命、生物学的に見たら20代で産む方が有利ですけど、どう考えてもね。

羽田——生物学的には絶対そうだけど、社会的にはね…

井上——そうならないからね。

羽田——それに生物的に有利であっても、人間がまだ成熟できていないと、ネグレクト（幼児虐待）問題が起きる。逆に今なら医学が発達しているから60代でも妊娠出産できるけど、それは母体が著しく健康な場合だけであって、ものすごくハイリスク。

19 卵子にも一見して老若の差がある

湯浅——医学書、生理学の本で若い女性の卵を染色した写真があったのね。こちらには年配の女性の卵。

羽田——何歳ですか？

湯浅——こちらは20代ですよ。こちらは何歳か…かなり…

羽田——かなりお年を召した方の卵。

井上——でも卵だから。一応、卵だからね。

湯浅——片方は球状態。ピンク色に染まって丸くなって。こちらは変形している。

井上——それ何に載っていたんですか？

湯浅——女房の医学書。生理学の本だ。ドイツの本。

井上——あーたしかに卵は若い方が…

湯浅——綺麗だ！

井上——綺麗は綺麗だし、あの胚が…

湯浅——見たことありますか？

井上——もちろんあります！　肉眼でもかろうじて見える大きさですよ。

羽田——分裂してるのも見えるの？

井上——分裂してるところまでは肉眼では無理。卵全体は見えるよ。

湯浅——点みたいな。
井上——そう。「ゴミかしら?」っていうような、点。もちろん卵が良い状態かどうかとかは顕微鏡で見る。
羽田——卵であっても若くなければ、とはねぇ…
井上——本当は若い方がいいけれど、それを主張しすぎると現実とかけ離れて行く。若くなければ産んではいけない…とは言えないでしょう。
羽田——だからこそ自分を大事にしようってことじゃない!
井上——もちろんそうなんだけど。卵子レベルになると、努力でどうにかなるものではないからね。卵も、40代で出来る人はまだましな方で、出来ない人がいるわけだから。30代で閉経する人もいるから。
羽田——リスクが高まるって、卵を見たら実感するでしょうね。
井上——それはね、私も出生前診断のところで書いてるけど、ダウン症の確率はね、母親の年齢が35歳を超えると一気に一桁上がるからね。先生も書いておられましたね。卵の質までは自分の努力ではなかなか厳しいから、若いにこしたことはないけれど。
羽田——努力してもどうしようもないのか…
井上——若い頃に身体のしくみを知ることによって、ホルモン療法で筋腫を小さくするとか、内膜症を抑えるとかは自分の努力である程度できるけれど、卵子は無理。

20 ダンテを導くのはエロス

湯浅——愛のところで、「人間的な愛には永遠性があるのか?」って書いたんだけどね。ダンテはベアトリーチェに恋をする。橋の上でね。僕もその橋に行ったことがあるけどね。彼女とはそれから数年間会わなかったのね。彼女は24歳で結婚しちゃって、24歳で死んじゃうんですよ。それでも、ずーっと彼は思い続ける。

羽田——それは恋?

湯浅——恋ですよ。アガペーとエロスでいうところのエロス。エロスに永遠性はあるのか? 結局、神曲では、彼女が彼を天国へと導くんだ。導く動機はエロス、恋でしょ結局。私が誰かに恋するとしよう。しかしいろんなことが障害になってそれは相互愛に昇華することができない。すると祈るわけ。彼女、あるいは彼が救われますようにと。

羽田——エロスがアガペーに昇華するんですね。

湯浅——祈りによりアガペーへと昇華する。そういうことはあり得るのかなって。

羽田——先生は、ダンテの神曲でダンテがベアトリーチェに導かれて神の国へいくっていうのがそういうことだとおっしゃっているんですか?

湯浅——それと似てる図式なのはゲーテのファウストという戯曲。ファウストはプレイボーイなのね。いろんな遍歴をして、一人の、マルガレーテという名前の女性…

井上——先生の奥さんと一緒の名前ですね。

湯浅——マルガレーテと遊んで、彼女を捨てるんだ。彼女は死んでしまう。彼はまたずっと遍歴を続けて、やがて死ぬ。そしてどこか天国か地獄かわからないけどさ、遥か天の上から人びとの声が聞こえる。最後の最後は

「永遠に女性的なるもの我らを引きてゆかしむ」私を連れて天国にいく永遠に女性的なるものっていうのは？　マルガレーテは？

羽田――そうか。ファウストもダンテと一緒でエロスによってアガペーを知るんですね。

湯浅――そうエロスを通して…

羽田――エロスを通してアガペーの境地にまで至るわけですね。最後は両方とも幸せになるんですか？

湯浅――そうそう。

羽田――それって実はベアトリーチェもマルガレーテも関係なく、ダンテもファウストも勝手にベアトリーチェやマルガレーテを通してアガペーの境地に至ってるわけですよね。

湯浅――勝手にって…そうだな。

羽田――ベアトリーチェもマルガレーテも、実際は関係ない。

湯浅――聖なるキリストによって救われるあのベアトリーチェはね、超聖人になっちゃってるんだよね。何故かそれは書いてないよ。ダンテはベアトリーチェの瞳に見とれているんだ。ベアトリーチェは言うんだよ。私を見ないで下さい。私の瞳の中の天の門を見て下さいと。マリアと同じように　私を通して天に行って下さいと。

羽田――ファウストもそういう話ですか？

湯浅――ファウストはちょっと違う、ファウストにはキリスト教的なものは全然出てこない。異教的なんだ。マルガレーテは女神。そして母なるもの。

羽田――ユダヤ的？

湯浅――ゲーテは異教的、フリーメイソン的。

羽田――ダンテはそのつもりで書いているんですね。

湯浅――ダンテは女性観は全然おかしいけどね。
羽田――おかしいんですか？
湯浅――おかしい。女性の崇めたて方が。
羽田――ああ、それは確かにおかしいですね（笑）
湯浅――結局ベアトリーチェもダンテをアガペー的に愛したのかな？　同情してね。
井上――同情して…
湯浅――その葛藤はよくわからない。
羽田――ところで、人間の愛は罪があるってところは？
湯浅――あれはわかるでしょ。人間の愛は魅力によって保障される。母性愛だって同じだ。
羽田――それならすごくわかります！
湯浅――ところが、神の愛は魅力によらない。私は神の前では何の魅力もないゴミ塵あくたに等しい。
井上――ここのところとか、女子学生が理解するのは難しいでしょうね。
羽田――学生は社会に出る前の存在だから、考える基盤というのか、はっきりとした立ち位置がまだないから難しいんじゃないですか。だけどエロスっていうのは誰にでもわかることだと思うので…
井上――そうですね。一番わかりやすいところから始めなきゃ。

21　女この未知なるもの

湯浅――しかし書いてててつくづく思うのは、女性はわからん。本質的にわからない。「女この未知なるもの」だね。男性はね、自分が男だから内省的にわかるわけです。女性は外世界でしょ。

井上――そんなこと言ってたらお互いそうでしょう！

湯浅――しかしね、男は自己反省してさ、それを文章化し、歴史化するんだよ。そういう本は、アウグスティヌスの「告白」をはじめいくらでもある。倫理学は全部そうだ。しかし女性が書いた倫理学は一つもないんだ。だからわからないんだ、女性に欲望はあるのか？

羽田――つつましやかなんです。

井上――そうそう。そんな、でかでかと書くなんてね！

湯浅――僕、メールに書いたと思うけど、19世紀のいつまでか、「女性に人間の魂があるかどうか」って神学者間でずっと疑われてきたんだって。

井上――書いてありました。

湯浅――学生は講義中ペチャペチャしゃべるだろう。それで「一体、君は何をしゃべってるんだ？」と聞くと、今度は絶対口を開けないんだよ。大切なことはしゃべらないし、不必要なことはしゃべる。一体君、魂を持ってるの？　魂があるかどうかの印は、自己を適切に表現するかどうかでしょう。女性は自己を表現しなかったというか、させてくれなかったというか…

羽田――それってあれですか？　社会的な問題というか、一種の文化ですよね！

湯浅――いやあ、それはようわからん。多分そうでしょうけど。

羽田――まあ、もう一つはパターナリズムじゃないですけど、社会的に女性の方が弱いからじゃないですか…

湯浅――あのね、道徳ってのは誘惑との戦いなんだよ。してはならないことを克服するってことが英雄でしょう。我々男性の、少なくとも僕の中には誘惑が沢山あるよ。この今でもある。

井上――あるんですか？

湯浅――飛びつきたいっていう衝動が、かすかにある。実際には、やらないよ。それにはは意味がある。つまり常に自分と戦って、克服する。勝利者になる。英雄になるチャンスがいつもあるわけさ。本当の人間になるチャンスがね。しかし強烈な欲望がなかったなら彼はどうして英雄になることができるのだろうか？

羽田――モチベーションがなかったらっていうことですか？

湯浅――いや、努力がなければ何もないんだ。

羽田――なんだろう？　競争するものがないっていうことですか？

湯浅――うんそう。自分と戦う。その戦いがないとすれば…女性はどんなことを克服する？　男はさ、自分で反省したらわかるし、男が書いた手記とかさ、例えばいろいろな聖人が書いた本が沢山ある。僕の場合、自己究明時に心の中に非常に性的なファンタジーとかが勝手に浮かんでくるでしょ、それをどう克服するかが…

羽田――常に性的なファンタジーや生理的な欲望が根幹にあるんですか？

湯浅――根幹にあるんだよ！　特に若ければ若いほどね！

羽田――そういわれちゃうと、女は全然違うかもしれません。

井上――根幹に性的ファンタジーはありませ

んね。
湯浅——物は持っちゃだめだとか、化粧をしちゃだめだとかは？
羽田——いや全然、私たちそんなことを規制されたりしませんから。
湯浅——いや自分でだよ。自分で自分を規制するかどうか。
羽田——しませんね。
湯浅——しないの？　そしたら道徳的主体にはなれないじゃない！
羽田——でもそんなこと道徳に関係ないですよ。お化粧したらだめって…
井上——確かにね。物持ってるのって、道徳に関係ない。
湯浅——そしたらいよいよもって女性に道徳はない！　そうするとなんだ？
羽田——物を盗ったらいけないって、そんなレベルのことですか？
湯浅——それは法律だよ、単に！
羽田——道徳として？　私、意地悪とか嫌いですけど。意地悪をしたら嫌だとか、人を悲しませてはいけないとか？　まあ、おしゃれをしたいとか、お化粧を含めてでしょうけど、そういう欲望はあります。
湯浅——娘さんはいくつですか？　化粧したらだめだとか鏡見るなとか言いますか？
羽田——まだ7歳だし、そんなこと言いません。そもそも綺麗でいて欲しいし。あっでも授業中に鏡を見るのはあり得ないですよ。人の話を聞くときは体を向けて、心も向けなさいって学校で教わっているんですけど、もう興味があちこちにいってるからなかなかできてません。

22　授業を受ける側のモラル

湯浅――もしそうであるなら、そこに道徳が成り立つね。学生を見ているとおしゃべりへの願望がものすごく強い。おしゃべりの願望を抑えるっていうことには英雄的な努力が必要でしょ。そこにモラルが生じる。

羽田――確かにモラルですね。

湯浅――さっき言った、人の物を盗っちゃならないっていうことにしても、そもそも人の物を盗るような傾向がなかったら、それはモラルにはならないんだ。

羽田――そもそも欲望がなかったら、モラルにはならない。

湯浅――欲望がなかったらモラルはない。

羽田――ないですよ。盗りたいと思ったことはないです。

湯浅――でしょ？　だから私は盗ってませんからって威張ることができない。全然当たり前だから。人を助けるってこともさ、赤ん坊が道路にちょこちょこって走り出したらパーッとこう捕まえる。車が来るから危ないからね。母親が「ありがとうございました！」って言うと「いや、私じゃなくても誰でもそんなことしますよ」「お名前は？」「そんなの言うのも恥ずかしい！」でしょ？　それはモラルにならないわけさ。こっちはもうむしろ衝動で動いてるようなものでしょ？　だから衝動ではだめなんだよ！　これでは感動的にならない！　嫌々ながらやるがいいんだよ！

（カント的すぎるかな？）

井上――嫌々ながら!?

羽田――自分を律して？　そういえば小学校でね、お母さんたちがこれまたおしゃべりなんですよ。で、授業中、参観日など、邪魔にならない程度にだったらいいんですけど、講堂に集まって先生が前で話しておられるのにザワザワザワザワしていて、校長先生が「うちの生徒たちは、礼儀正しく話が聞けるよい子たちだと言われています。お母さんたちも、がんばって下さい」って。

湯浅――見習ってください！

羽田――うるさい子どもを注意しない親も多いですけどね。昔はよその子でも怒ったりしましたよね。今は中学校でも学級崩壊がありらしいし、これが大学になれば…

湯浅――モラルが崩壊してる。女房の知人に聞いたんだけど、大阪の大学で語学の授業をしていたら、ぺちゃくちゃしゃべる男女のペアがいたんだって。男もしゃべるんだね。

羽田――女だけじゃないんですね！　これも聞いた話ですがね、携帯に出た子がいるらしいんですよ！

井上――はー、授業中に？

羽田――授業中に！　携帯が鳴ったまではミスとしても、それに出たんだって授業中に！あり得ないでしょ？　私も幼稚園のPTAの集まりで先生が前で話をされてる時に電話に出る人を2回ぐらい目撃したんですよね。「今ちょっとPTAで園に来てるし」って。

井上――でもアメリカとか　もっと携帯のマナーが悪いって聞くよ。

湯浅――おしゃべりはしないそうだよ。

羽田――授業中に？

井上――いやそれは確かにいないかも。電車の中とか公共の場所でしゃべる。

羽田――酔っ払って大声でしゃべってるおじさんの方がよっぽど迷惑かも。

井上——確かに。最近は病院の中でも携帯が使えるところ結構増えてるけどね。

羽田——電車の中といえば、お化粧をする人たちとかは？

湯浅——授業でもやるよ。

羽田——授業にやることを思ったら、まだ電車の中はプライベートなだけましかな。授業中は明らかに先生の話を聞いてないから失礼だけど、電車の中だったら別に…

井上——あなたが格好悪いだけだからね。

羽田——そうそうそう！　そういう話って微妙。親に言っても「へー？」って言われるかもしれないし。

井上——親自体がそうだからね。

羽田——やっぱり…小学校とか中学校の段階は大事だよね。

井上——私たちの頃は小学校の授業中、さすがにそこまではおしゃべりしてなかったでしょ？

羽田——私たちの小学生時代と比べて、今は明らかに大勢の子どもたちが受験勉強してるらしいんですけど、大学となると東大でさえレベルが落ちてるじゃないですか、学力が下がってる。それは何故なのっていうと、いわゆる教養とか倫理とか人間の一番大事なところがないまま大きくなっちゃったのかなと。

湯浅——将来、エリートになろうとする者は易しい問題を正確に早くやることを訓練している。しかしそれはあまり知的訓練にならないんだ。そうじゃなくて、中学高校時代でも倫理とか道徳とか物理の本など、大学生が読むような本を読めばいいんだよ。読む能力があれば。

羽田——じゃあ簡単に答えがないようなもの

を？
湯浅――そう、答えがないものを読めばいい！　灘、東大を出ると、処理能力はものすごくあるけどね。アンバランスだよね。知性がね。

23　道徳は戦いである

湯浅――道徳は戦いなんだね。律する内容がなかったら道徳にならない。
羽田――対象がいるってことですね。男の場合は、はっきりと性欲であると。
湯浅――性欲とか支配欲とかかね。僕らの年頃になると名誉欲とかになるね。
羽田――名誉欲…
湯浅――おれを馬鹿にするなとか。自慢話をするとか。女性はこういう強烈な欲望は？
井上――それぞれなくはないんだけどってところなんだろうな。
湯浅――それは、かすかなもの？
井上――かすかな。
湯浅――どれも？
井上――どれも。
湯浅――性欲もかすか？
井上――かすか。男に比べればかすかですよ！　きっとね。
羽田――権力を握りたいとか、お金を儲けたいって直接はないですね。
井上――圧倒的に男の方が欲望は強そうだな。女は物欲はあっても…
羽田――物欲を満たすためにお金が欲しいってことはあっても、何か違う。
湯浅――女性は男性に対しても女性に対してもセクハラなんてほとんどないでしょう？

井上――女性がですか？
羽田――時々あるか。
井上――うん時々あるみたいね。
羽田――パワハラ、セクハラってそれこそ大学とかに多いんじゃないんですか？
井上――女性もありますよね。最近聞きます。
羽田――それこそあれじゃない、教授レベルの人が…
井上――そうそう下のね、男の人にって、ありますよ時々。訴えられたりしてますよ。
羽田――あと企業では、上司の女性が部下の男性をとかって。多分、そういう人はね、力でしか人を支配できないタイプの人なのでは？　人間関係を正常に築けない人がセクハラ、パワハラに陥るのではないかな？
湯浅――女性の場合じゃ純粋に男のようなHなセクハラでないセクハラがあるかもしれんね？
羽田――いびつな人間関係の中で、男性は昔から遊郭とかはけ口があるけれど、女の人はそういうはけ口がない分、本当にその…
湯浅――身の回りに手をだす。
井上――そんなはけ口？　そうかな？　今ホストクラブとかはあるけどね。
羽田――だとしたら、そういう所へ行けないような立場の人なんじゃない？　大学の先生とかそういう大企業の女の人って。
湯浅――医者も行けないの？
井上――まあ、まず行っても楽しいかどうかと思うな。
湯浅――ホストだってアホみたいでしょ？
井上――やっぱりしゃべってて面白いとかじゃなかったら、ちょっとくらい男前がいても仕方がないよね。こっちのしゃべることにうまく対応できる人とかなら！
湯浅——女性は自分の弱みとか誘惑とかを分析して本を書かないでしょう？　だから、わからんのだよ我々は。
羽田——中村うさぎっていう作家がいるんですけどね。その人すごく破滅型の人なんですけど、欲望をさらけ出していて、いいかっこをしてないから、混乱しつつも分析して、面白いんですけどね。女性でもちゃんと分析して書ける人はいますよ。
井上——結構いるよね。
湯浅——それフィクションじゃだめなんだよ。ちゃんとした自己分析だよ。
羽田——自己分析できてますよ。一度読んでみてください。面白いですよ。「女という病」（中村うさぎ著　新潮社　05）とか。極端な例のようでいて、女性の中の欲望、物欲とか性欲とかいろんなことを少しわかってもらえるかもしれません。

24　欲望こそが道徳の礎

湯浅——それでね、内心の葛藤とか欲望がない限り、理性の戦いは起こらないわけだよ。現代は理性の戦いがないから、道徳性がないんじゃないかと疑う。女性は一体どうなってるのか？　みなさんの反応はどう？　そんなに違わないって言うかな、全然違うって言うのかな？
羽田——女性には先生がおっしゃってるような種類の道徳性は必要とされないんですよ。
井上——そんな欲望がないから。
湯浅——触ったらだめでしょ？　触られたら怒るでしょ？

井上――もちろん触られたら怒りますよ！
湯浅――だからそこで強調したいのは、女性はもっと自分の欲望を分析して…
羽田――欲望の分析と、男性に与える脅威の認識が必要ですね。20歳くらいの女の子だったら、存在そのものが男性にとっては非常に刺激的なんでしょ！　自分の想像以上に、男の人は欲望を律していなければならないんだってことを自覚すべきだと。だから女の子は、こんなめちゃめちゃなミニスカートとか、こーんな服を着るのは、かなり危険なことですよ！　男性に脅威を与えているんですよ！って。
井上――わかってやってるんだったらいいけどね。
湯浅――脅威を与えると同時に侮辱も感じる。お尻半分出してるのね！　そんなのが3人くらい食堂で並んで座って食べてる。尻出しルックはアメリカのワシントン州では法律違反だ！
羽田――そういう気持ちを起こさせることをしてはいけない！
井上――先生としてはそこは大事なんですね？
湯浅――そう。純粋な性にはあんまり感心ないね。ここでは、性道徳だね。
井上――性道徳。
湯浅――女性について、今僕が学習したのは（男性から見て）男性は欲望の主体で、女性は欲望の客体になり得るわけだってこと。
羽田――エロスの段階で、女性は好きな男の人との恋愛を夢見ていますが、そこに性的なものはありません。ことに少女時代には一切ありません。

井上——一切ないね。スタートから違うわ。はじめに性ありきじゃないです。

羽田——まず精神的な恋からスタートする。

湯浅——じゃあローレンスのチャタレイ夫人は男の考えか？

井上——絶対そう。

湯浅——性を通して…

井上——そもそも夫人だからね。少女じゃないもん。

羽田——夫人だからですよ。しかも性生活を満たされない夫人だからです。

井上——あれが女の子だったら成り立つわけがない。

羽田——あり得ない。そういうの本当にポルノグラフィーの世界ですよね。

井上——ポルノって現実にはあり得ない話ばかりじゃない？　見知らぬ男に襲われて喜ぶ女なんて絶対にいませんからね！

湯浅——若い女子学生らが僕にね、「先生奥さんドイツ人？」「そうだよ」「お子さんは？」「息子いるよ」「ハーフでしょ？」ハーフって僕に言わせると差別語だ。「どんな人？」「足長いですか？」「あっ写真あったわ」こう写真見せたの。「あっ」「2人いるのね！　お友達になりたい！」って。ここには性は含まれていないわけだな？

羽田——一切含まれていないですよ！

井上——まったく含まれていない！

湯浅——本当、強烈なんだけどね。友達が欲しいんだね。

羽田——友達が欲しいんじゃないんですよ！恋人が欲しいんですよ！　でも恋人に性は含まれていないんです。性はそこからまだ先なんです。

井上――そこからまだ先。最初はそうなんです。今の大学生くらいの女の子だったら性的なことも含んでるとは思うけど。本当の最初にはない。性的なことは全然、考えてない。

湯浅――男でも中学生時代の恋愛には性は入らないね。あっファンタジーの中にあるかな?

井上――あるでしょやっぱり!

湯浅――昔ポルノなんてなかった。婦人雑誌はあったけど、簡単に手に入らない。僕の母親は助産婦だったんだよ。それで棚の上に助産婦の教則本があって、精密にペンで描いた絵があるんだ。夢中になって眺めたね。あれは中学生時代か。すでに性はあるんだな。

井上――やっぱり、すでに根本的にはあるんですね。

羽田――井上先生が言っていた、男性はぱっと目に見える部分に性器があるけど、女性は見えないという話。

井上――そう。女は排卵したから男と寝なくちゃってことはないもん。男は射精しなくちゃいけないから射精する先を探さないといけないいんじゃないですか?

湯浅――いや探さないよそんなん。

井上――えっでもそれが衝動になってるわけでしょ? それを抑える欲望の…

羽田――女は月に一回しか排卵はないけど、男性はそうじゃないから。

湯浅――毎日のように可能だから。

井上――そもそも女は排卵したからって性的欲求が起きるわけではないし。そりゃまあ多少起きる人もいるかもしれないけど。

羽田――特に少女時代というものは、ホルモンバランスが崩れるとかってないからね。

井上――生理の始まりと性欲は関係ない。男は精通があったら性欲も感じるでしょう。

羽田――意識もするだろうしね。女の子は生理があっても、排卵は実感ないもんね。

井上――おまけに最初は排卵してないし。

湯浅――若い神学生ってね、葛藤がものすごいと思う。僕もものすごく葛藤があった。心の中を綺麗にしなければダメだ思えば思うほど、性的ファンタジーが湧いてくる。青春は非常に暗いんだよ！　我々は幸か不幸かそういう風に創られてるんだよね。しょうがないよね。

井上――男性はね。

湯浅――神によって創られたアダムは、まだ悪いことしていないから、そんなファンタジーなんてなかったのよ。しかしファンタジーなくして性行為は不可能でしょう？

井上――動物学的に男はそういう役割を担うようになってるでしょう？　女だけでは子どもが出来ませんよ。

湯浅――女性はファンタジーなくったって。

羽田――女は非常に限られたチャンスにしか受精・受胎しないから、男性は何度もチャレンジしないと成立しないということも…

井上――先生も書いておられるように、男は大脳がダメージを受けたら性行為ができなくなる。女は頭がなくても…下半身だけでも妊娠可能だから。

湯浅――男性はストレスの影響で性的能力、生殖能力がぱっと下がるでしょう。

井上――女性も下がりますよ。男性ほど深刻ではないけれど。女性の方がホルモンに反応しやすいし、結構コントロールしやすい。排卵しない人に排卵させるのは比較的簡単なんです。でも精子が少ない男性の精子を増やすということは、非常に時間もかかるし、必ずしも成功するとは限らない。

湯浅——でもこんなに誘惑が多い意識構造になってたら喜んでいいかもしれないね。英雄になるチャンスが多い。

井上——男性にとってはそうかもね。

羽田——男性にとっては勝利かもしれないけれど、女性には理解できないですよ。

井上——だからみんな好き勝手な格好してるんですよ。男性のことまでわかってないから。

羽田——男の人に見せるためにオシリを出してるわけではないから！

湯浅——ないの？

井上——違う違う！

羽田——男のために短いスカートをはいてるわけではないですよ。

井上——それがファッションだからやってる。男に脚を見せようと思ってるわけじゃない。

湯浅——男に見てもらうためじゃない？

井上——違いますよ！　自己主張の一環です。

25　男の子にも貞操の危機

井上——娘の母親は心配だね。

羽田——心配！　息子も心配かもしれないけど。

井上——心配よ！　カナダの雑誌だったかな、男の方が性的虐待にあった時に発見が遅れるって。人に言えないから。男はすごく内にこもるから深刻になる。アメリカでは男の子もすごく被害に遭ってますよね。

湯浅——息子が高校出てすぐアメリカに行くことになったので、僕、言ったんですよ「女には気をつけろ」って。すると女房が「男にも気をつけろ」って。教会に行ったたって司祭に手を出されたりね。

羽田——カトリック教会ね。問題になってましたね。

井上——男の方が発見が遅れる分、余計に怖い！　さっきも話したけれど、男は触られたらそれだけで反応（勃起）してしまう。女は嫌だったら心の底から嫌って言えるでしょ！　男は反応してしまうから、自分がどっちなのか混乱するみたい。本人自体が、「僕は嫌だと思ってるのに、本当はいいと思ってるんだろうか?」って

羽田——単なる反応だからって教えてあげないと！

湯浅——僕、それで困ったんですよ！

井上——やっぱりそうですか？

湯浅——50年くらい前、電車に乗っていてね、女性に触られたと思うわけだ、体をつけられる。そしたら反応示すんだよ。「心を許してるのか？　許してないのか?」って…

井上——単なる反応です！

湯浅——それまで5年間寮に入ってたんだ。もういよいよ耐えられなくなって出た。なのにそういうことがあって、半年でまた寮に戻ったんだ。みんなに馬鹿にされた。湯浅はまた戻ったたって。しかし中央線の女も怖い。笑い話だろ!?　高校時代にはね、学校のすぐ近くの床屋に若い綺麗な女性がいて、こうヒゲそってくれるとき唇に触られたとき、ここの下半身がぴぴんと僕の意思と関係なく…

井上——やっぱ反応だからね！

羽田——ただの反応なんだと、男の人が知ってないと大変ですね！

井上——それは男の子もはじめはわからないからね。

26 人間関係をパターンに分類してみよう

井上——さて、例の図式（141ページ）で考えると、先生と奥さんの関係はどうなりますか？
湯浅——僕らは親子関係だね。僕が息子さ！
羽田——それは弱いパターナリズム、Bですね。世の中にはBである男女は多いようですね。男女が逆転したもの。
湯浅——年とってくると男はね。特に病人は。
井上——うちの父親だって母親なしでは生きていけない。自分の荷物も作れない。だから、必ずしもパートナーシップがいいとは限らない。普通に考えたらパートナーシップが理想かと思うけど…実際の人間関係で考えると、本当にそれでいいのかな？
羽田——お互いの意思を尊重するという点ではパートナーシップが理想だけど、相互に都合の良いようにとなると、実はBの変形がいいのかもしれない。
湯浅——パートナーシップっていうのはね、医者と患者の関係だ。患者と医者は互いに真似はできないだろ。全然違う人間だろ。実は一般の人間関係ではパートナーシップは築きにくい。パートナーシップというのは二人三脚をやることじゃないんだ。
井上——そこが男女間とは違う。
羽田——医師との関係ですが、自分では決められない。先生にお任せしますって、パターナリズムを好む患者って実際多いように思います。その場合、インフォームドコンセント（以下、ICという）が難しそうですよね。

井上――頑張って説明するしかないね。

羽田――私は絶対パートナーシップだけど、まずはいい先生でないと。ところで患者の死や障害が訴訟に発展する時って、残された家族が納得出来ず、医師に説明の上、謝罪して欲しいからという理由が多いそうですが、その場合、ICを受けているはずの当の患者は死亡、もしくは自ら説明出来る状態ではなくなっているので、患者自身がリスクをきちんと納得していたのかは確認できませんよね。

湯浅――それは第二部でも書いたけれどね、常日頃からの患者と家族をまじえたICや、三者間の対話というのは大変重要なんだよ。

羽田――医師は患者の容態が急変した時でも、治療に専心しつつも、家族への説明を怠ってはならないってことなら、難しそう。

井上――そもそもコミュニケーションが苦手な医師も多いからなあ。

羽田――何事も、つきつめると人間関係が大事ってことなんでしょうか。

湯浅――さてさて、この対話編では第一部と第二部の融合が目標だったんだけどね。

井上――まとめないとね。

羽田――融合させていかないと。

湯浅――融合しちゃったね。

井上――融合しました？

湯浅――インテンションとしてね。

井上――いいんじゃないですかね？

羽田――これを読んで、「いや、そうじゃない！」とか「私はこう思うけど！」って、議論のきっかけにしてもらえるといいですね。

（構成　羽田登洋）

――了――

あとがき

本書の共著者、湯浅慎一先生に初めてお会いしたのは、大学一年の時でした。先生は哲学教授に赴任されて間もない時期だったと聞いています。晴れて医学生になり受験勉強から解放されたばかりの私にとって、哲学はまるで現実感に乏しく授業にもあまり熱心ではありませんでした。しかし、放課後、先生を囲んで哲学の話を聞く会が度々あり、映画の一シーンの象徴する意味を哲学的に解説して下さったり、それはとても楽しい時間でした。

およそ二十年の月日が経ち、私は現在、京都の小さな医院で医師として日々を送っています。それまでの大きな病院では、限られた診療時間の中で出来るだけたくさんの患者さんを診ながら、インフォームドコンセントとして、癌の告知や厳しい予後（病気の後の経過）についての説明を積極的に行っていました。小さい医院で診療するようになってからは、ゆっくり時間をかけて一人ひとりを診ることが出来るようになりました。しかし、長く診ている患者さんに癌が見つかったとき、正直にそれを告知することは大変困難でした。なぜならより親しくなった患者さんにありのまま予後の話をするのは、まるでその人を見放すような気がして、とてもそんな厳しい話が出来なかったからです。そこでインフォームドコンセントとは何か、改めて勉強する必要を感じました。まず、学生時代の哲学の教科書をひっぱり出して読んでみました。

それだけでは到底解決にならず、湯浅先生に直接尋ねてみたいと思い、奈良の先生のお宅を訪ねました。悩みを話すうちに、これは医療倫理の問題だということが分かってきました。メールの交換が始まりました。その後は湯浅先生も書かれているように、本を書く話に展開していきました。

生命倫理は最近、大変な話題になっており、医療技術と医療倫理の融合の必要性をつくづく感じています。われわれは一般の人にも分かりやすい生命倫理の本を目指しました。とくに若い女性は妊娠し得る身体であるがために、知らず知らずのうちに生命倫理の問題に直面することになります。たとえば避妊についてですが、実は老若男女を問わず、世間一般に正しい知識を持つ人は少数に限られています。そして避妊に失敗すれば、中絶の問題に直面することになります。日本が他の国と違い、若い世代よりも三十から四十代の既婚女性の中絶が目立つことはあまり知られていないことではないでしょうか。これは日本古来からの風俗や倫理観と無縁ではありません。女の子であればこそ早くから愛や性に関する正確な医学的かつ哲学的知識を持ち、来るべき時に備えて生命倫理の問題についてじっくり考え、議論しておくことは必要なことだと思います。それゆえ、本書はまず女の子のために書き進めました。

医学と哲学の融合…それがわれわれの共著の究極の目的です。しかし、第一部・医学編と第二部・哲学編だけでは融合が不完全でした。そこで、第三部において融合を図るべく二人で対談をすることにしました。その時、対談の司会と構成を私の中高時代の同級生であった羽田登洋氏に依頼しました。私たちは、大学までの一貫校にあって他の同級生がエスカレーター式に進学する中の受験仲間でした。私は京都の医科大学へ、彼女は北海道の大学で行動科学を学びます。いったんは連絡もとぎれていましたが、卒業後、彼女は家業である手描き友禅を継ぐ妹さんらをマネージメントするため京都に戻ってきました。以前から彼女と私は生年月日がまったく同じ、彼女の妹と私の弟の誕生日が同じで並々ならぬ縁（?）を感じていました。また、彼女の妊娠と出産は苦難の連続でしたので、いわゆる周産期、乳幼児、小児医療を、患者の側からじっくりと見て来ています。彼女なら身をもって体験したことが本に生きるのではないかと思いました。結果、彼女の細部にわたる助言を得て、第一部も何度も筆を入れ直しました。おかげで一般書にはほとんどなく、かつ一般の人が読んでも分かる生命倫理の本が出来上がったと思っています。

第三部　対話編では男の子と女の子の欲望の違い（とくに思春期における相違。「2　男子は性欲、女子は恋」「21　女この未知なるもの」「23　道徳は戦いである」「24　欲望こそが道徳の礎」参照のこと）が明らかになりました。男の子だけでなく世間の男性は少なからず、女の子たちの心理が分からないようで、ニュースを見ていても「合意のつもりの」性の暴力が後を絶ちません。男性と女性の性の捉え方の違いに対するお互いの意識不足が、数々の不幸な事件につながっていきます。男性にも女の子の身体と心理をもっとちゃんと知っていただき、本書がそのような誤解をとくきっかけになることを切に願います。

一方、女の子の方も男性の誤解を招いていることを知らずにいます。女の子が正しい知識を持つには気軽に相談できる婦人科医が不可欠です。そのための提案として、小学校高学年からは婦人科女性医師を校医として置き、月に一回程度、生徒やその母親が指導を受けられるようにしてはどうでしょうか。産婦人科医の不足がいわれていますが、このような形であれば休職中の産婦人科女性医師も気軽に復帰できる場やきっかけとなるでしょう。

さて、最後になりましたが本の表紙は京友禅です。彼女の妹で手描き友禅作家の羽田登喜氏から提供していただきました。百合は聖母マリアの象徴の花でもあります。なお、表紙の写真は弟の陽が撮影し、本文の図は母が描いてくれました。コンピューターに関しては義妹にサポートを願い、第三部では、私の医院の医療事務担当の中塚氏と松本氏に協力してもらいました。この場を借りて皆々様に御礼申し上げます。

平成十九年十月吉日

井上真理子

あとがき

共著者の井上真理子さんから昨年メールで、患者とのコミュニケーションについての難しい質問があり、これについてのメールのやりとりから本著が生まれました。そこでの私の関心はその道徳的、倫理的、法的そして神学的な側面です。道徳とは主として自分との正しい関係であり、倫理は主として他人との正しい関係であり、法律とは他人との許容された、しかし強制力が伴う関係（規範）のことをいいます。ここで神学とは道徳神学を指しており、私と神との正しい関係をいいます。

古代ギリシャの哲学者アリストテレスはほとんどあらゆる学問の基礎を作るような仕事をしましたが、医学には触れていません。医学は患者とのコミュニケーションである医療という実践によって支えられています。それはアリストテレスにとっては学問以下であったでしょう。このギリシャ的偏見から解放されている現代人にとって、医療は学問を手段としてそれを超える日常的救済という崇高な実践です。ここで私たちはアリストテレスの知らない医療医学と哲学のささやかなコラボレーションを試みました。論旨を互いに意識し、研究しながら筆を進めました。どの程度「統合している」でしょうか。読者の評点を教えていただければ幸いです。

本書は若い女性を主な読者としています。第二部では、論旨通り女性の微妙な感受性を知らない著者は多くの箇所で井上さんの指導を受けました。ここに謝意を表します。第三部では羽田さんの巧みな司会術を経験できました。最後に難しい出版状況にもかかわらず出版をお引き受けいただいた太陽出版代表の籠宮氏に心からの謝意を表します。

平成十九年十月吉日

湯浅慎一

著者略歴

湯浅慎一（ゆあさ・しんいち）
1938年、北海道生まれ
上智大学法学部卒業
上智大学大学院文学研究科修士課程修了
ドイツ・ケルン大学法学部卒業（法学博士）
ドイツ・ケルン大学哲学部卒業（哲学博士）
京都府立医科大学名誉教授
現在、大阪樟蔭女子大学教授
主な著書
『愛と価値の現象学』（1999, 太陽出版）
『身体の現象学』（1986, 世界書院）
『日常世界の現象学―身体の三層構造の視点から』（2000, 太陽出版）
など、多数

井上真理子（いのうえ・まりこ）
1966年、京都市生まれ
同志社中学、同志社高校卒業
京都府立医科大学卒業後、京都府立医科大学産婦人科学教室入局
日本産婦人科学会認定医

羽田登洋（はた・とよ）
1966年、京都市生まれ
同志社中学、同志社高校卒業
北海道大学文学部行動科学科卒業
主な共著
"Kimonos de la Famille Hata"
（1996, Musée des Tissus de Lyon, FRANCE）

女の子のための愛と性の生命倫理

2007年11月20日　第1刷
2008年12月10日　第2刷

【著者】
湯浅慎一
井上真理子
羽田登洋

【発行者】
籠宮良治

【発行所】
太陽出版

東京都文京区本郷4-1-14　〒113-0033
TEL 03(3814)0471　FAX 03(3814)2366
http://www.taiyoshuppan.net/
E-mail　info@taiyoshuppan.net

【印字】
有限会社21世紀ＢＯＸ

【印刷】
壮光舎印刷株式会社

【製本】
有限会社井上製本所

ISBN978-4-88469-545-3